U0130060

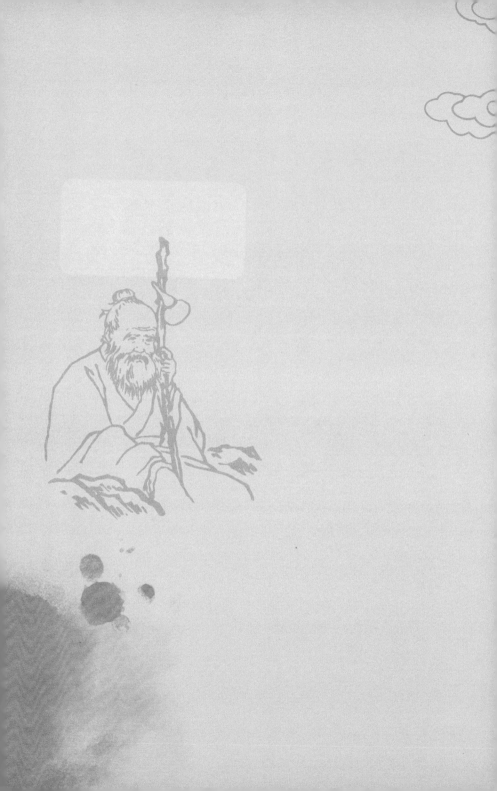

周子娄医案医话

周子娄 著

南东求 审订

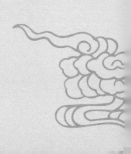

图书在版编目(CIP)数据

周子娄医案医话/周子娄著. —北京：学苑出版社，2020.10
ISBN 978-7-5077-6026-2

Ⅰ.①周… Ⅱ.①周… Ⅲ.①癌-中医临床-经验-中国-现代②脾胃病-中医临床-经验-中国-现代 Ⅳ.①R273②R256.3

中国版本图书馆 CIP 数据核字(2020)第 181159 号

责任编辑：付国英
出版发行：学苑出版社
社　　址：北京市丰台区南方庄 2 号院 1 号楼
邮政编码：100079
网　　址：www.book001.com
电子信箱：xueyuanpress@163.com
电　　话：010-67603091(总编室)、010-67601101(销售部)
印　刷　厂：北京市京宇印刷厂
开本尺寸：890×1240　1/32
印　　张：8.875
字　　数：295 千字
版　　次：2021 年 1 月第 1 版
印　　次：2021 年 1 月第 1 次印刷
定　　价：49.00 元

丛书总序

  中医药作为国粹，已成为最具代表性的中国元素。它在造福人类的同时，逐渐被世界所认同。习近平主席曾指出："中医药是中国古代科学的瑰宝，也是打开中华文明宝库的钥匙。"他还特别强调："充分发挥中医药独特优势，推进中医药现代化，推动中医药走向世界，切实把中医药这一祖先留给我们的宝贵财富继承好、发展好、利用好，在建设健康中国，实现中国梦的伟大征程中谱写新的篇章。"

  的确，中医药文化源远流长，积淀深厚，犹如一座丰富的宝藏。但是，中医药文化，有它独特的存在方式，除了业已传世的一些中医药典籍和文献外，还有大量的中医药文化资源散布在民间，有的以家学传承的方式传承。毫不讳言，如不引起重视，这些宝贵的中医药文化资源，就可能会随着时间的流逝而消失。因此，抢救、挖掘和整理这些祖宗留给我们的宝贵中医药文化资源时不我待，更是我辈义不容辞的责任。这是一项服务当代、造福后世的大事、好事。在倡导健康中国的今天，中医药的特色优势日渐凸显。做好这项工作，也恰逢其时。

为此，我们尝试着组织一批专家、学者，编写了《鄂东中医药文化系列丛书》，为传承中医药文化尽一份力。我们深知，编写这部丛书，不是一件容易的事情。到底如何做？经过慎重考虑，我们认为还是从基础工作做起，以局部为突破口，再逐步展开。丛书的内容设置，分历代名医、中医中药、医案医话、单方验方、医德医风、医家典故等等。而这部丛书，作为黄冈市中医医院中医药文化研究项目、黄冈市中医药学会研究课题，即是其研究成果之一。希望通过我们的努力，能起到抛砖引玉的作用，唤起更多的人关注中医药文化，从而参与到中医药文化的抢救、挖掘、整理的工作中来，不断地丰富和拓展丛书的内容，从而实现传承中医药文化的愿望。我们在努力，我们也在期待。

夏春明*
2019 年 11 月

---

* 作者系湖北省黄冈市卫生局原党组书记，现任黄冈市中医药学会会长、《本草》杂志主编。

李　序

戊戌夏日的一个周末，我与韩进林、周子娄、汪芳记等同道相约游龟山，本意是避暑纳凉，舒缓心绪。可子娄医生就是闲不住，拿出自己积累多年的诊余随笔，滔滔不绝地讲述时下人们养生治病的诸多误区。说者有心，听者亦有意。我且听且思，所谓误区，或曰"乱象"，归纳起来，大致有五。

一是信息失真，混淆视听。走进新时代，信息大爆炸，健康市场潜力巨大，是众多商家抢占信息宣传的制高点。无论是传统报刊、新媒体，还是网络大军，有关健康的广告随处可见。神药、神方、神医一个比一个厉害，包治百病的诊疗机构一家比一家叫得响，通过不同渠道洗脑后，很多人对广告笃信不疑，不惜花重金购买保健品或"神药"。还有那个无所不知的搜索引擎，曾经被"莆田系"绑架，引导病家走入歧途，酿出一幕又一幕人财两空的悲剧。

二是盲目攀比，小病大治。发展是硬道理，有钱也是硬道理。钱多了，有些人养生治病就不那么理智了。医院越建越大，病人越治越多，套取医保资金的花样也层出不穷。不仅医院比阔，病人同样互相攀比，如安装心脏支架，本地医院已有成熟技术，但很多病人还是直接到省城或京城治疗。一个普通的骨折病人，本来手法复位加小夹板固定完全可以康复，由于家属不在乎费用，医院又想增加收入，最后非要手术内固定，疗效差不多，费用却噌噌翻了好多倍。

三是医之不诚，艺之不精。孙思邈在《大医精诚》中对庸医痛恨至极。他说："今以至精至微之事，求之于至粗至浅之思，其不殆哉！而望其生，吾见其死矣。"医生本是高尚神圣的职业，但在金钱和利益面前总有人丧失良知，唯利是图，药品回扣、耗材回扣充斥医院。骗了病人的钱财，毁了医生的前途。更有医生停下手术刀而索要患者银行卡密码。长此以往，医德尽失，医技全无，岂不痛哉？

四是饮食不节，调养失当。年年都是好日子，天天都在过大年。衣食无忧的生活，让很多国人的体重、血压、血糖、血脂都超标，弄得人心惶惶，不知道吃什么才好。造成这外强中干的体质，原因十分复杂，有暴饮暴食、偏食、营养失调，有地沟油、瘦肉精、转基因，还有水质污染、大气污染、噪音雾霾等造成的危害。

五是动静失常，过犹不及。《吕氏春秋》曰："流水不腐，户枢不蠹，动也。形气亦然，形不动则精不流，精不流则气郁。"生命在于运动，这是健康养生的基本原理。随着交通便利，代步工具繁多，一些人几乎没有运动时间和空间，白天坐在办公桌，晚上坐在麻将桌。也有一些运动达人，长期选择长时间、高强度的运动方式，由于保护不当，导致肌肉、韧带、骨骼损伤的案例并不少见。

面对当下养生、治病的种种乱象，作为医者的子娄，如物梗喉，不吐不畅。昔医圣张仲景有言："怪当今居世之士，曾不留神医药，精究方术，上以疗君亲之疾，下以救贫贱之厄，中以保身长全，以养其生。但竞逐荣势，企踵权豪，孜孜汲汲，惟名利是务……"仲景之忧，正是子娄之忧也。

子娄医生是我市中医界较有成就的专家。他是1977年恢复高考后的第一批本科生。在湖北中医学院系统学习中医理论五年，经常聆听李今庸、梅国强、田玉美、陈如泉等中医大师的授课。大学毕业后至今，三十多年他从未间断过临床实践，始终以《黄帝内经》《伤寒论》等中医经典为指导，是经方派的代表。子娄医生能成为一方名医，既不偶然，也非一帆风顺。他起步在基层卫生院，成长成名在市中医院，后来又被调到专业并不对口的妇幼保健院。正当他在妇幼保健院干得风生水起、医名远播之时，又被调回中医院。这两次折腾，实属无奈之举。个中酸楚，只有自己知道。但无论被安排在哪个单位、担任什么职务，子娄医生只有一个要求：请保留我一个医生治病救人的权利！拳拳之心，真是令人佩服。

子娄医生对中医执着追求，对学术一丝不苟，对病人百般呵护，待人诚恳，生活俭朴，富有爱心。在临证之余，他经常深入到机关、工厂、社区、学校举办健康讲座，传播中医药常识，病友和粉丝遍及麻城及周边地区。其治疗癌症的经验、运用经方治杂病的经验、针灸理疗的经验早已整理成文，先后被多家报纸杂志登载，时间跨度达三十多年。这数以万言的文字，犹如杏苑珍珠，熠熠夺目，用之得当，治病可起沉疴，养生可驱迷障。信而有征，验之不殆，诚为君子之言，民之至宝也。出于编辑职业的敏感，韩进林先生提出，聚众人之力，扬名医之名，找一根金丝线，串起散落的珍珠，厘定成书，编辑出版，书名曰《周子娄医案医话》。他日付梓，医林增辉，百姓增寿，善莫大焉！我等听罢，齐声称是。

龟山小聚，不虚此行。三年前，韩进林先生在"望龟楼"写成《王叔和传》，今天《周子娄医案医话》又在此孕育成形。龟峰山，冥冥之中与中医中药有着不解之缘。这里不单是赏花观景、避暑纳凉的宝地，还是问道岐黄、弘扬国粹的好地方！

李江峰

2019 年元月 5 日

汪　序

一

当 24 岁的周子娄被授予"湖北省新长征突击手"的时候，他已经开始跟"名医生"沾上边了。这一年是 1985 年，他大学毕业的第三个年头，当时正在铁门岗乡卫生院挥斥方遒。

任何年代，"突击手"不是任谁都能够上的，况且还被冠以"新长征"。回想 20 世纪 80 年代，以新长征为号角，激发出无数年轻人斗志。他也成了那个时代的弄潮儿。

1982 年 12 月，从湖北中医学院毕业的周子娄被分配到铁门岗乡卫生院。一毕业就下基层，固非内心所愿，但是金子到哪里都会发光。寒来暑往，朝晖夕阴，在不断锤炼中他变得干练和睿智，同时，受过中医本科教育的光芒也开始散溢。在铁门的几年，有两个典型的病例显示出中医高等教育的重要性：一个是一位腰椎结核几近瘫痪的病人，八年未下床，经他用中药汤剂鼓捣一段时间后居然能慢慢下床活动了。另一个案例是当地有一个发育不良的儿童，11岁的年龄、六七岁的个头，瘦得皮包骨，县里大医院看了一次又一次，像鸡胚宝宝素这样的营养品喝了不少，依然没有个人样。家人不知怎么找了他，但当时并没有抱多大的希望，心想县城那些白胡子老头都没有好办法，这年轻医生未必格外一条筋，但子娄医生不是这样想的。他详细检查和仔细询问患儿病史后，觉得这是疳积，不过不是一般的疳积，是因为体内有浊邪，浊邪不去，任是再多的补养药也是冤枉。他想起了张仲景"大黄䗪虫丸"治干血劳的方法。干血劳患者也是一派羸瘦虚弱之象，仲景认为干血不去，新血就无从再生，所以用的都是峻猛攻伐之品，无非是以汤为丸，取其缓性。这个小儿也应该采取仲景这种方法。他耐心作家属的思想工作，向家属讲明病情、需要采取的治法，以及可能出现的后果，家属一听到有办法可以医治，自然一百个愿意。子娄医生先以吐泻之法去其伏结的浊邪，继之调理脾胃、补养精气，几个月后，患儿慢慢恢复正常了。如果说，第一个病例有瞎猫碰死老鼠的嫌疑，那么后面一个，纯粹是从读书受学中体会出来的。所以，孔明先生说的"非学无以广才"很有道理。

这两个病例说明，当年在基层卫生院工作的他，能够选上"新长征突击手"不是偶然的。回过头来看，那个时候，他还是一块璞玉，在时光的氤氲和生活的砥砺中打磨，等待本色显露。

二

有人说，子娄医生是"鄂东怪医"。对"怪医"这个称呼，我是有自己的理解的。在我看来，医术不是巫术，再怪的方法一定要有其理论支撑，要不就成了无舵之舟、无根之木了。昔王太傅校注《内经》时说："且将升岱岳，非径奚为？欲诣扶桑，无舟莫适。"强调做任何事选择合适的方法很重要，如果到泰山不走去泰山的道路，到扶桑不能借助舟楫，那怎么能实现目标呢？

所以，子娄在成为所谓"怪医"之前，在医学理论与医疗实践中已经浸淫了大把大把的流年，《内经》《难经》《伤寒》《金匮》，还有明清以来的诸大家医案医话，都是他手边之书，不说读到滚瓜烂熟，至少经丝纬线，成竹胸中，稍有心得，辄书辄记。正是这些躺在虫简中的微言大义滋养了他，让他在临床中学会举一反三，拨云拔翳见到本相。

他走的其实还是历代名家走的路子。他的不走寻常路只是普通人视角的感知。说到底，"怪医"不怪。

在子娄医生的医案中，我读到了几例所谓有点怪的病例，这儿分享几则。一则似乎可以称为嗜异症。说是有一个四五岁儿童，突然以嗜好咬指甲为乐，不能自已，几天工夫指甲咬秃，鲜血淋漓，家人心急如焚，求医问药说不出所以然，有以为缺钙，补钙又没有效果。找到子娄医生后，以中医的诊察法认为是积滞证，乃湿热郁滞，扰动心阳，至心无所主，乃治以清热祛滞之药，湿热去，其异状也跟着消失。中医没有"嗜异症"的说法，但中医医籍中并非没有这样病案的记载，多把之归于"疳证"中。钱乙《小儿药证直诀》："脾疳，体黄瘦大，食泥土，当补脾，益黄散主之。"沈金鳌《幼科释迷》云："爱吃生米面、炭、砖瓦，是脾胃疳。"正是源于这些古医籍的蛛丝马迹，让子娄医生遇到这些特殊病例时，心有所倚而不至于搓手。子娄医生认为的积滞证正是小儿疳证中的一种，只不过嗜咬指甲的表现方式与古医籍记载中有所区别，但道理一样。昔年先师在世时告诫我说，只有印版印的方，没有印版印的病。此即一证。还有一则失眠的案例，说是某中年女人，长期失眠，一日不服安眠药，一日就无法入寐，久而久之产生依赖，虽求医省地县，终无一点改善迹象，病人终日忧心忡忡，不胜其苦。找子娄医生治疗，反其道而行之，要求患者服浓茶，使其大脑更加兴奋，不睡就不睡，待神经兴奋到极限后，自然转入抑制状态。据子娄医生讲，后来病人果真从兴奋到抑制，失眠豁然而愈。失眠者让其更加兴奋不作评论，但子娄医生能有这样的想法，可谓不落窠臼。"物极必反，盛阳必阴"，《中医学》开篇"阴阳学说"反复讲了这个道理，但真敢于临床实践者，估计没有几个。前贤还有记载，长期大量服附子反而怕冷，服石膏反而出现发热，道理是很相似的。子娄医生还有一个观点，长期吸烟的病人是不能骤然戒烟的，一旦突然戒烟，体内内环境就会紊乱而要变生他证，这观点估计戒烟专家是不会认同，但实际生活中可找到好多这样的例子。还有一则是本地一位老先生，夏日到境外旅游，因飞机上吹空调而感冒，几经治疗发热不退，人虚弱得像豆腐搭架子。家人想到了中医，找子娄医生诊视，一番望闻问切，子娄以为阴寒内盛，发热是阴寒逼阳于外的假象。其证乃是真寒假热，乃以大辛大热附子干姜用之，几帖药后热就乖乖退下去了。用药之初，有人疑问之，炎热天当用热远热，子娄医生曰：你懂个锤子。

三

关于中医治疗肿瘤，一直是个被热议并且饱受争议的话题，成语"毁誉参半"，或许适合这话题之总结。鼓动者以为，透过现象看本质，中医辨证施治的精髓就是在于抓住疾病本质。只要辨证准确，处方得当，是完全可以治愈肿瘤的。疑问者讥笑道，中医所谓治愈的癌症，常是个案，能够重复的例子很少，并且这些个案所取得的效果，是否与中医有关还值得质疑。笔者作为中医出身，对这两种说法都表示理解，每一种观点均有可讨论的地方。我最近因为工作的缘故，接触到几位乡村民间医生。在他们口中，治疗癌症似乎真是小菜一碟。他们举出了很多病例，我只能不置可否，淡然一笑。对于他们宣称的疗效我并不愿意评价，因为在现实中经常就有人打着中医的幌子黑中医，让中医治癌变得更具话题性。在我看来，有些所谓中医，其实不是真中医，只是把中医当成挡箭牌和遮羞布。中医作用被片面夸大和说成一无是处，都不实事求是。

子娄医生在三十多年的临床中经常遇到癌症病人，并且愿意花心思来研究，在成败得失中丰富自己治疗癌症的经验，无论治疗是否确有他讲的那样灵验，首先这种态度就值得肯定和学习。子娄医生以为：多数癌症是有好转希望的，关键要深谙中医治癌的变方和守方。当前癌症治疗过程中有几个不好的因素值得思索。一是病人害怕，一听是癌症，首先就丧失了信心。面对癌症，斗志全无，焉能取胜？二是治疗不专一，今天挑这个医院，明天找那个医生，挑挑捡捡，不系统，不规范。三是选择方法上的错误，包括某些不合适的化疗、放疗和手术，都有可能加速病情恶化和转移。四是不遵医嘱，不注意禁忌，随心所欲，又不知节制。五是因为多种原因，干脆中途放弃，自然溃不成军。所以，子娄医生的观点，医不可无法，守常法又不拘常法。医亦不可定法，当因证裁量之。人身肿瘤，譬如社会之黑恶毒瘤，峻猛攻伐之后，当寻思恢复正常之机能。只要生气常在，癌就不怕了。清平世界，朗朗乾坤，秽浊阴翳就无立锥之地。

在治癌的道路上，子娄医生三十多年来一直没有放弃过，并且有很好的心得，也有很高的社会认可度。在他的《治癌如同长征》一文中，洋洋洒洒举了几十个癌症病人的治疗经历，每一位癌症病人的治疗都是一本苦难的书。在这本苦难的书中，有人中道被恶魔吞噬，有人走出阴霾见到光明。作为医者的子娄，带着崇高的使命，一刻未曾停止探索过。希望他对癌症的钻研，让更多人收获幸福。

子娄医生是用经方的高手。在中医经典著作中，他尤其喜爱张仲景的《伤寒论》和《金匮要略》，临床使用经方的频次亦非常高，并且颇有心得。他利用《金匮要略》风引汤、平衡阴阳、调节寒热，在临床中对震颤、头痛、耳鸣、口舌生疮、鼻衄、呕吐、便秘、紫癜、荨麻疹、盗汗、偏身发热等病证，只要符合张仲景风引汤机理者则大胆使用，彰显中医异病同治的魅力。小柴胡汤、桃仁承气汤、小陷胸汤、半夏泻心汤、大黄附子汤、当归芍药散等经方，是他每日坐诊的基本方。他的很多经验方，也是从这些经方中化裁出来的。他完全可以写一本类似"经方治验"这样的书，让更多人得窥医圣的门楣。

四

"做人尚简，术业求深。"这是一位熟知的文化人对子娄医生的总结。套句官话，总结得很有水平。浮华时代，口中说"尚简"的人很多，真正蹲下身子能表里如一的巨少。子娄医生尚不尚简，姑且不讨论；术业求深，却是不争的事实。

20世纪80年代，全息疗法风靡一时，抱着对人体奥秘的期待，子娄医生在繁忙的工作之余，也赶起趟来。很多人赶趟只是看热闹，他是浪击飞舟实打实。他发挥自己的中医专长，以中医经络理论结合人体全息论学说，写了一篇又一篇研究文章，多次在全国生物全息律学术讨论会上交流，并以这些研究理论指导临床实践。经过近二十年的临床观察比对，其专著《人体两侧对称与健康》正式出版，受到国内此领域专家的高度评价。一位专家说："《人体两侧对称与健康》一书，提出了二十一世纪的前沿科学之一——神经科学值得研究和给人启发的新观点。"

《人体两侧对称与健康》一书其实是子娄医生的无心插柳。他有心栽花的还是对中医学术的研究。多年来，他在《新中医》《陕西中医》《四川中医》《湖北中医杂志》等专业期刊上发表了很多研究性文章，有中医理论探索，有临床实践总结，有经方新用，有诊余笔谈，值得每一位医者学习和借鉴。还有子娄的那些医学科普文章和讲座，也算是他自称的"无悔杏林志，有意济苍生"的一种诠释。

三十多年来无一日脱离临床，子娄先生能够成为名医生，不是没缘由的。所谓一分耕耘一分收获，天不诚欺。在我看来，那些罩在子娄医生头上的诸如"突击手""政协委员""主任医师"以及什么什么学术委员的光环，无论再怎么耀眼，也抵不上一顶老百姓心中"名医生"的草席子帽。

祝福子娄医生吧，希望他未来为社会做出更大的贡献。

汪芳记

2018 年 12 月 31 日草于听雪庐

南　序

承蒙周子娄先生惠赐，幸得《周子娄医案医话》书稿一读，颇慰愚素慕之心也。开卷览其目录，至读完书稿，尤感周先生为一方名医，诚乃名副其实。此由衷之言也。

周君为医，仁人之心可鉴。古今中外，众所周知，癌为难治之症，人皆畏之惧之忧之，而医亦畏之惧之，且多远之。子娄先生则勇于探索，苦心钻研，细心诊治，欲解患者之苦，以起绝望之治，可谓倾平生之力，其仁心可敬。

先生临证数十年，所诊患者数以万计。患者何以致病，何以病深，何以致之不治，先生为医，知之深矣。且常以医家眼光，目睹世人欲求养生长寿，却又多有误区。先生玄鉴于此，心常痛之，亦深为生民而忧，遂以医话奉之。先生举例说理，娓娓道来，不厌其烦，其拳拳之诚，甚可感人。

先生治病，年治患者数千，数十年如一日，一生为数十万患者诊脉辨证，处方用药，愈者无数，其间自有良方心法。今积平生所得，以医案医话结集，竟不私之，躬奉于世，实君子之德，令人钦仰。

本书集中列有"经方运用与治疗医案"部分，所论甚详，细读诸文，尤见医者之心。何谓经方？释有多种。其中之一，主要指《伤寒杂病论》（《伤寒论》《金匮要略》）所载方剂。所谓经方，实则指以方证理论治病之医药学体系。而方证理论，指六经辨证论治体系，言《伤寒杂病论》主要组成乃诸多方证。其理论为八纲、六经、脏腑及经络病机辨证。其特点为先辨六经、脏腑及经络病机，继辨方证，求得方证对应而治愈疾病。医家细辨方证，对应病症，处方精简，药中肯綮。故民有"有病找经方"之传。先生亦明确指出"《伤寒论》《金匮要略》方剂称为'经方'"。经方特点"组方简洁严谨，配伍科学合理，临床应用合理，效果非常好，故称为群方之祖"。由此可知，先生深研经方，临证运用经方，其意尽在解除患者病苦。而今医者之中，竟有以大方贵药处之者，是以患者多苦之。故此，先生谆谆告诫患者"不能迷信广告，不能迷信药物，不能迷信权威"，并特设专章论述。此尤可知其仁心之切切也。先生力倡经方，以示医家，宜怀仁心仁术；并以医话示以世人，不宜妄信宣传。此皆以仁心于世也。君怀悲天悯人之心、拳拳之诚，洵可鉴也。

昔金元四大医家之集大成者丹溪翁，积平生临证所得，集为《彦修医案》十卷，亲传高足戴原礼。戴虽敬其师，惜其贵，竟秘藏不传。有儒者王仲光，与戴友善，知其藏处，径取所秘医案，应于临证，乃成吴地名医。王氏虽传弟子，却自此失于世间（陈梦赉《中国历代名医传》）。今传《朱丹溪医案》，乃后人摘录朱翁医书而集之，非朱氏亲传医案。医案之于医家，何其重要，由兹可知矣，故清末中医学家张山雷劝业医者，宜"多读医案，绝胜于随侍名医，直不啻聚古今之良医，而相与晤对一堂，从上下其议论，何快如之！"（《古今医案评议》）是以，今周君医案不秘而私之，乃杏林之幸、病家之幸、读者之幸也。

至于周君医案，临证价值如何，虽待临证检验，但所选诸案，皆源于周君临证实践。每案之后，皆立按语，或简析病因病机，或阐明辨证论治，或述说方药运用，皆具以案证理之特点，可谓言简意赅，述少论精，关照病情，不失世情，尤其可供临证医家借鉴。昔谢观先生著《医学源流论》，论及医书时说："医书所最忌者，为空言无实。又其甚者，采缀群书，绝无心得，陈陈相因，尤为可厌。"有先贤亦认为，医案最病浮说。子娄先生为人朴质宽厚，虽为名医，无论日诊患者无计，虽身心疲惫，仍春风满面，和蔼可亲，从无半点名医作势。每与人谈，坦诚爽直，极少浮言。其医案医话亦然。阐述某病，如实记录，不遗浮语。据周君所述，临证近四十年，曾治数百例恶性肿瘤，而消化系统癌症则逾百例，故书中集中收集癌症医案22例。患者入诊时间，皆如实记录。所治癌症患者，均由西医诊检确定，或绝望不治，或术后症状复发者，多不抱希望而求治子娄先生。经先生悉心辨证施治，其延续生命者，短则数月、半年，长有五年、六年者，亦有至今健在者。所用方药，临证加减，先生均据实记录。尤可贵者，先生善用中医之长，同时不薄西医，尤赞西医长处。先生诸案中患者，均可查实。尚存于世者，皆可据案而询。诚可信也。先生治癌，总结临证经验六条：一曰高度重视，二曰变守适宜、循序渐进，三曰顾护元气与胃气，四曰辨证与辨病治疗相结合，五曰合理应用单方验方，六曰科学调养。尤可为医者借鉴。

昔大医孙思邈著《备急千金要方》，开卷《大医精诚》即言，凡有志于医者，当铭记"精诚"二字。"精"者，医术之精也。"诚"者，医德之高也。凡欲为大医者，"必须博极医源，精勤不倦"，"凡大医治病，必当安神定志，无欲无求，先发大慈恻隐之心，誓愿普救含灵之苦"，"如此可为苍生大医，反此则是含灵巨贼"。愚以为，周君为医数十年，仁心仁术，洵然未忘医者初心，未忘先贤古训，今临证之余，不辞辛苦，夜以继日，撰写医书，集平生所得，岂仅奉之以医书耶？愚以为，乃周君救危厄、济困苦、醒痴昧之殷殷仁心也。

读者诸君，有存以仁心、求以仁术者，不妨开卷试读，即可知之。聊赘数语，述以愚诚，以示愚之由衷也。

南东求　谨识
己亥潲月

前　言

　　章太炎先生说："中医之成绩，医案最著。"医案是中医学术的重要组成部分。它反映医生的学术思想及临证经验，不仅能给其他医者辩证思维的启迪，更重要的是能给医者诊治疾病提供借鉴与参考。从张仲景、王叔和、孙思邈、金元四大家，到明清时的温病学派诸大医家，都有相关的医案记录。

　　本书上篇"常见病治疗验案"部分，收录了作者百余例临证医案。中医治疗癌症应坚持哪些基本原则，如何开出合理的处方，怎样才能取得较好的治疗效果，等等。作者通过数十例治癌医案，对这些问题进行了阐述，以使读者体会到：中医药治癌，只要辨证准确，用药合理，对大部分癌症病人都能起到缓解症状、改善整体状况，以及带瘤生存、延长生存期的作用，有的甚至能达到治愈的目的。

李东垣说："百病皆由脾胃衰而生也。"脾胃病是常见的一大类疾病。本书论述了脾胃病防治的基本框架，列举了相应的治法与方剂，并收录了 10 余例胃脘痛的临证治疗医案。认为化痰湿、通腑气，是治疗胃脘痛的两条重要法则。只要准确辨证，合理运用经方，对很多慢性病、顽固性疾病及一些疑难病，常有较好的治疗效果。书中收录了 10 余首经方的治病医案，是作者灵活运用经方治病的经验总结。

医案中还收录了突出反映中医整体观念及辨证论治思想的其他疑难病治疗医案，并介绍了向全息穴注射中药针剂的治病经验。

下篇"临证医话"中，在治病养生、合理饮食、选医选药等方面，进行了较为科学合理的论述。

治疗癌症要取得较好的效果，就应该讲求策略与方法。这就如同长征中要采取灵活机动的战略战术一样。现在中医临证治病，不但要继承发扬祖国医学的理论与实践两方面的内容，还要与时俱进，考虑与现代医学结合，考虑现代人的心态、环境、生活方式等等方面，只有这样，才能更有效地治疗疾病。

古人修仙的方法，有很多能为今天人们的养生提供借鉴。选择适合自己的保健方法、合理饮食、正确选医选药等，都应遵循一些基本原则。滥用药物、盲目输液、过度诊断、过当医疗等，都是当今社会普遍存在的现象。

本书作者对这些问题，均提出了自己的思考及观点。

医话部分还探究了魏晋医学家王叔和的生平和《脉经》的学术思想。

本书能为医生诊治疾病提供帮助，能为病人选医选药提供坐标，能为大众提供养生保健的基本原则，是一本对医生、病人、普通大众有借鉴作用的参考书籍。

值得一提的是，文学、哲学、军事、历史、自然辩证法等方面的爱好者，也能从阅读本书中获得乐趣与启迪。

目　录

i

下篇　临证医话

上篇 常见病治疗验案

一、治癌医案

（一）消化系统癌症的辨证论治体会

在近 40 年的临床实践中，笔者根据中医辨证论治的原则，治过数百例恶性肿瘤。其中消化系统癌症已逾百例，积累了一定的临证治疗经验。

1. 食道癌案

案例 1　龚某，男，80 岁。2009 年 5 月 4 日就诊。半年前出现吞咽不利，以后逐渐发展为食物梗阻，两个月前去某医院，经检查诊为"食道癌晚期"。该医院医生认为患者年事已高，不宜手术，遂对症及支持治疗两个月，食物梗阻加重，仅能进少量流质食物。于是要求笔者诊治。就诊时还伴有脘腹胀满时痛，呃逆，消瘦，大便微结，倦怠乏力，时而呕吐酸水，舌胖质暗红、苔白薄腻，脉弦细数、重按乏力。处方：厚朴、党参、生姜各 25 克，枳壳、旋覆花、法半夏各 12 克，白术、白芍、代赭石各 8 克，茯苓 10 克，炙甘草、黄连、吴茱萸各 5 克，大枣 5 枚。每日一剂，水煎取汁，频频饮服。连服七剂药后，患者梗阻感减轻，纳食稍增，呕吐酸水消失，脘腹胀痛缓解，精神好转。后以此方为主加减治疗两个月,梗阻感轻微,纳食尚可,精神较好,体重增加。两年后家属来告知,患者于 2011 年年底去世。

【按】此病辨为脾虚气滞、痰湿内结所致,选用旋覆代赭汤、左金丸方加枳壳、厚朴、白术、茯苓、白芍,共为健脾益气、化痰散结、理气消滞、降逆止呕、缓急止痛之治法。

案例 2 杨某,男,62 岁。2008 年 11 月 8 日就诊。四个月前,因食物有梗阻感而至某医院治疗,经检查诊为"食道癌晚期"。癌细胞已经转移至肝、胃、肺等部位。该医院医生认为不宜手术,遂来我院要求中药治疗。就诊时症状:食物梗阻,时呕酸,纳差,胸脘胀满,疲乏,肩背胀痛,口不渴,失眠,大便结,恶寒,舌胖大、质暗红,苔白滑。脉沉细,重按无力。处方:厚朴 25 克,党参、法半夏、茯苓、寻骨风、枳壳、生姜、白芍各 15 克,煅牡蛎、猪苓各 20 克,桂枝、陈皮各 10 克,白术、黄连各 8 克,木香、砂仁、吴茱萸、炙甘草各 6 克,大枣 5 枚。每日一剂,水煎服。连服 10 剂药后,食物梗阻感及胸脘胀满减轻,大便通畅,呕酸消失,已无失眠,精神好转。以后根据症状变化,随证变方,治疗年余。六年后此患者才去世。

【按】此案辨为脾胃虚寒、气滞痰结、中气不足之证,治疗健脾益气补中,理气破气消满,祛湿化痰散结。方用桂枝加芍药汤、香砂六君子汤合方,另加枳壳、厚朴、煅牡蛎、寻骨风、猪苓等药。

2. 贲门癌案

徐某，男，60 岁。2014 年 12 月 26 日就诊。2013 年 4 月做过贲门癌手术，四个月前经检查发现：癌细胞已转移至胸骨、肝、肺等部位。某三甲医院认为已不宜再行手术，化疗反应大，患者难以接受，遂来我院就诊。主要症状为：胸脘胀痛，呃逆，呕酸，纳差，大便稀溏，左侧腰腿刺痛，精神疲乏，夜尿频数，咳嗽，痰白，恶寒，脉沉细无力，舌胖大、边有齿印、质暗红、有瘀斑、苔薄白。处方：厚朴、生姜各 25 克，威灵仙 40 克，枳壳、猪苓各 20 克，法半夏、茯苓、白芍各 15 克，红参、桃仁、红花、牡丹皮各 10 克，炙甘草、五灵脂、白术、陈皮、丹参、当归、延胡索、赤芍各 8 克，制乳香、制没药、炒蒲黄、黄连、川芎、檀香、吴茱萸、砂仁、木香、香附各 6 克，大枣 5 枚（去核）。每日一剂，水煎取汁，频频饮服。连服 10 剂药后，胸脘胀痛减轻，呃逆，呕酸消失，纳食增加，精神好转，左侧腰腿痛有所缓解。后根据辨证论治原则，随证变法变方，间断治疗半年，至今（2018 年）仍存活于世。

【按】此案辨证为脾胃虚弱、气血亏虚、气滞血瘀、痰结湿停、胃气上逆。治以健脾益胃、补养气血、行气破气、活血化瘀、化痰祛湿、降逆和胃、缓急止痛。方用香砂六君子汤、丹参饮子、膈下逐瘀汤、失笑散、左金丸合方加：厚朴、制乳没、威灵仙、猪苓、白芍等药。值得说明的是：中药"十九畏"中明示人参与五灵脂不可同用，但是气虚较甚，并伴血瘀明显者，两药相伍并没有副作用，相反能起到较好的作用。单纯性的气虚患者或者单纯性的血瘀患者，人参与五灵脂是不能合用的。

3. 胃癌案

案例 1 何某，男，67 岁。2014 年 10 月 9 日就诊。三年前因胃癌做过手术。半年前因食物有梗阻感至某医院检查，诊为"胃癌晚期"。癌细胞已转移至肝、食道下段，经多方中医药保守治疗三个月。症状未见缓解，食物梗阻感加重，只能服用少量流质食物，来我院就诊时还见：呛咳，胃脘胀满痛，干呕，呃逆，大便微结，精神倦怠，双下肢轻度水肿，舌暗红、苔白腻，脉沉细弦，重按无力。处方：党参、白术、枳壳、茯苓、厚朴、法半夏各 15 克，泽泻、生姜各 20 克，陈皮、炙甘草、白芍、砂仁、木香各 8 克，黄连、吴茱萸、桂枝、当归、牡丹皮各 6 克，大枣 5 枚。每日一剂，水煎服。服药 10 剂后，纳食梗阻感消失，胃脘胀痛减轻，纳食增多，精神好转，偶尔呃逆。后以此方加减治疗两个月，症状基本消失。

【按】本案为脾虚气滞、阳虚水停、痰气郁结之证。用香砂六君子汤合五苓散方、左金丸合方加当归、牡丹皮等，健脾益气，通阳利水，行气导滞，化痰散结，和畅气血。

案例 2 熊某，男，46 岁。1993 年 3 月 20 日就诊。胃脘部胀痛，纳呆已 4 月余。一个月前在某医院作胃镜及病理切片检查，诊断为"晚期胃鳞状上皮癌"，认为不宜手术。就诊时症状：胃脘胀痛，纳食少，食则胀剧，自感胃脘部有痞块，行走或活动时感觉包块摆动，身体消瘦，神疲乏力，面色无华，大便微结，舌胖大、质暗红、苔白腻，脉沉细缓。处方：厚朴、生姜各25克，党参、法半夏各15克，枳壳、白术、茯苓、陈皮各10克，炙甘草、白芍各8克，大枣3枚。每日一剂，水煎服，服药15剂后，纳食增加，精神好转，胃脘胀满减轻。此后以此方加减守法治疗11个月，症状完全消失如常人，随访五年，一直未曾复发，至今（2018年）患者仍健在。

【按】患者为脾虚气滞、痰结湿停之症，以六君子汤合枳术丸方，加白芍、厚朴健脾和胃、理气导滞，化痰散结。这是长期守方的典型案例。症状改变，处方随之改变。症（证）不变，则方不变。

案例3　李某，女，61岁。2010年7月23日就诊。一年前因患胃癌而作胃切除术，术后经常胃脘胀满，进食则加剧。两个月前在某医院检查，发现癌已转移至肝、腹腔等部位，要求笔者诊治时，症状还有恶心，肠鸣，纳差，大便微结，口干苦，恶寒，腰背痛，四肢乏力，失眠，舌暗红、苔白薄腻而干，脉细弱、重按无力。处方：柴胡、法半夏各12克，桂枝、黄芩各10克，炙甘草、白术各8克，枳壳20克，党参、白芍、煅龙骨、煅牡蛎、茯苓、寻骨风、生姜各15克，砂仁、木香、黄连各6克，吴茱萸3克，大枣5枚。每日一剂，水煎服。连续服药10剂后，胃脘满痛减轻，腰背痛基本消失，纳食增多，精神好转。后随证变方，间断治疗年余，胃胀痛、失眠、口苦等症基本消失，纳食正常，大便顺畅。2015年家属来告知还存活于世。

【按】此患者为太阳与少阳同病之证，并有脾虚气滞之征，故选用柴胡桂枝汤、六君子汤、左金丸合方加枳壳、寻骨风、煅龙骨、煅牡蛎，和解少阳，清泄邪热，调和营卫，解肌祛风，散寒止痛，健脾益气，行气导滞，化痰散结，重镇安神。

4. 肝癌医案

案例1 黄某，女，45岁。2014年11月21日就诊，两个月前出现纳食减少，精神疲乏，全身酸软，在某三甲医院检查，诊为"肝内胆管低分化上皮细胞癌"，于是作介入化疗。治疗后，患者要求笔者处以中药辅助。就诊时主要症状为：纳差，胃脘胀痛，纳食加剧，口干渴，夜晚自感身体低热，小便黄，大便溏泻每日2至3次，身体倦怠乏力，舌红少苔，脉沉细少力。处方：石膏、黄芪、粳米各40克，枳壳、麦冬、天花粉、党参、山楂各20克，牡丹皮、生姜各15克，茯苓、竹叶、法半夏、白术、茵陈各10克，白芍、砂仁、西洋参各8克，黄连、干姜、肉桂各5克，大枣5枚。每日一剂，水煎服。连服7剂药后，胃脘胀痛缓解，口干渴减轻，精神好转，纳食稍增。后患者又做两次介入治疗，每次治疗后症状加剧，两个月后去世。

【按】此病人为胃阴不足，邪热上扰与脾阳虚弱、寒凝于下同存，形成上热下寒、阴阳双虚之证，故以竹叶石膏汤、四君子汤、交泰丸合方加干姜、枳壳、牡丹皮、山楂、白芍、黄芪、茵陈等，养阴生津，清热利湿，温阳健脾，补中益气，理气导滞散结。

案例2 王某，男，50岁。2013年12月10日，因肝癌在某三甲医院作肝左叶切除术，此后经常出现胃脘胀满不适，间断以中西药治疗多次，症状未见好转，于2014年6月26日要求笔者以中草药治疗。症状为：胃脘胀满，时痛，纳食减少，口微干，大便结，腰痛，小便黄，身体倦怠乏力，舌暗红、有瘀斑、舌苔白腻，脉弦细，重按无力。处方：党参、红参、砂仁、大黄、茯苓、白术、牡丹皮、桃仁、红花各10克，厚朴、徐长卿、山楂各20克，枳壳、生姜各25克，延胡索、法半夏、黄芪各15克，炙甘草、黄连、吴茱萸各5克，大枣5枚。每日一剂，水煎服。服药10剂后，胃脘胀痛明显缓解，纳食增多，腰痛减轻，精神好转。后以此方为主加减，治疗三个月，胃痛基本消失，纳食正常，大便通畅，精神良好。

【按】此患者为中气虚弱、气滞血瘀、痰湿内停、热结于中之证。方用四君子汤加半夏、延胡索、砂仁、厚朴、枳壳、桃仁、红花、牡丹皮、黄芪、大黄、山楂、黄连、吴茱萸等，补中益气，健脾和胃，破气散结除湿，活血化瘀，泻下热结。

案例3 高某，男，61岁。2009年1月2日就诊。半年前因"肝内胆管癌"在某医院做手术，术后两个月出现纳食减少，胃脘胀满，夜间口干渴，大便微结，目黄，小便黄，夜尿频数，双下肢恶寒，精神倦怠，就诊时舌脉：舌红少苔，脉细数。处方：党参、白芍、枳壳、山楂、生姜各15克，法半夏、茯苓、天花粉、玉竹、茵陈各10克，石膏、麦冬、粳米各20克，竹叶、甘草、陈皮、白术、大黄各8

克，木香、砂仁、吴茱萸、黄连、肉桂、黑顺片各 5 克，大枣 5 枚。每日一剂，水煎服。服药 10 剂后，纳食增加，胃脘胀满及口渴减轻，精神转佳，大便通畅。后以此方加减调治两个月，症状基本消失。

【按】此病为胃阴亏损，湿热蕴结，肝失疏泄，脾虚气滞痰结，阳虚寒凝而为寒热错杂、阴阳两虚之证。方用香砂六君子汤、竹叶石膏汤、左金丸、大黄附子汤、枳实芍药散合方加肉桂、山楂、玉竹、天花粉、茵陈等共成清热滋阴、疏利肝胆、理气导滞、化痰利湿、温阳散寒、健脾和胃之法。

案例 4　瞿某，男，63 岁。2016 年 3 月 7 日就诊。两个月前因"胆管癌"而做过手术，术后纳食减少，胃脘胀痛，恶寒，口干苦，大便微结，小便黄，失眠，全身痛，疲乏。患者要求笔者以中草药治疗，就诊时仍带有引流管，双下肢水肿，舌胖大、舌尖红，苔白腻而干，脉弦细，重按无力。处方：党参、山楂、煅龙骨、煅牡蛎、枳壳各 20 克，白芍、茯苓、白术、猪苓、泽泻各 15 克，厚朴、生姜各 25 克，大黄、法半夏各 12 克，红参、茵陈、桂枝、柴胡、黄芩、牡丹皮各 10 克，甘草、黄连各 5 克，吴茱萸 3 克，大枣 5 枚。每日一剂，水煎服。服药 7 剂后，胃脘胀痛缓解，纳食增加，精神好转，双下肢水肿消退。

【按】本案属肝胆脾胃湿热，阳虚水汽内停，脾虚气滞痰结。以柴胡桂枝汤、五苓散、枳实芍药散、左金丸合用，加茵陈、大黄、山楂、牡丹皮、煅龙骨、煅牡蛎等。全方有清利肝胆湿热、通阳化气利水、健脾和胃、理气行滞化痰的功用。

5. 胰腺癌医案

案例1 钟某，女，75岁。2016年2月23日就诊。两月前因纳食少，腹胀痛而至某三甲医院检查，诊为"胰腺癌晚期"，并已转移至腹腔、肠、肝等部位。在该院对症治疗半月，症状未见缓解，经治医生认为治疗再不会有希望，嘱其回家。患者及家属要求笔者以中草药治疗试试，就诊时症状为：纳差，脘腹胀痛，口干渴，大便干结，排便困难，胸中嘈杂，心慌，失眠，舌尖红、舌前部无苔、舌中及根部为剥落苔，脉弦细数。处方：党参、麦冬、石膏、枳壳各20克，竹叶、法半夏、生姜各10克，玉竹、石斛、白芍、甘草、芒硝各8克，煅龙骨、煅牡蛎、茯苓、大黄各15克，山栀、淡豆豉、黄连各5克，肉桂4克，粳米30克，大枣5枚。每日一剂，水煎服，服药10剂，纳食增加，脘腹胀痛缓解，睡眠如常人，精神转佳，心慌消失，已无胸中嘈杂，大便通畅。后随症状变化而随证变方，间断治疗一年，至今（2018年2月）患者身体状态良好。

【按】患者系胃阴不足，热结于胃肠，脾虚气滞，邪热上扰，方选竹叶石膏汤、栀子豉汤、调胃承气汤、枳实芍药散、交泰丸合方加：玉竹、石斛、煅龙骨、煅牡蛎、茯苓、肉桂，滋阴生津，健脾益气，泻下热结，理气散结，清热养胃安神。

案例2 邹某，男，47岁。因腹痛于2016年4月15日至某三甲医院诊治，经检查诊为"胰头癌"，转移至腹膜后淋巴结，累及脾静脉、左肾，淋巴结包绕腹腔动脉，认为不宜手术，在该院保守治疗49天，腹痛有增无减，经治医生劝其回家。于2016年6月7日要求笔者以中草药治疗，就诊时症状：腹胀痛，时重时轻，呃逆，呕酸，腰背痛，大便4~5日一次，排便困难，消瘦，恶寒，精神倦怠，失眠，舌暗红、苔白厚腻，脉沉弦细、重按无力。处方：党参、白芍各20克，厚朴、生姜各25克，大黄、枳壳各30克，法半夏、茯苓各15克，红参10克，白术、炙甘草、木香、桂枝各8克，黄连、吴茱萸、制附子各6克，大枣3枚。每日一剂，水煎服。服药7剂后呃逆消失，纳食增加，腹胀痛缓解，大便通畅，精神好转。后以此方加减调治半月，病情稳定。但患者家属期望获得更好疗效，而转至其他医院治疗。

【按】本案既有热结于内，又有阳虚之征，加之脾虚气滞痰结明显，为寒热错杂，正虚邪实之证。方用小承气汤、桂枝加芍药汤、四君子汤、左金丸方加：山楂、制附子、法半夏，共为泻下热结、健脾益气、理气化痰、温阳散寒之寒热并用、攻邪扶正之法。

6. 肠癌案

案例1 曾某，男，72岁。2013年5月因"肠癌"手术，术后仍然经常腹胀痛，纳差，大便时结时泻，肛门潮湿，身体消瘦。于2013年9月24日遂至我院要求中药治疗，就诊时双下肢水肿瘙痒，精神疲乏，舌胖大、苔白厚腻而干，脉沉弦细。处方：党参、厚朴、法半夏、茯苓各15克，石膏、苍术、生姜、大黄、红参各10克，白芍、猪苓、石榴皮、建曲各 20 克，甘草，砂仁、木香、陈皮各 8 克，黄连 5 克，肉桂 3 克，大枣 3 枚。7 剂每日一剂，水煎服。外洗处方：苦参 30 克，蛇床子、黄柏、苍术、徐长卿、土茯苓各 20 克，枯矾 8 克，甘草 10 克。每日一剂，水煎取汁，外洗双下肢。内服外洗 7 天后，患者纳食增加，腹胀痛明显减轻，大便日一次，软便，双下肢肿痒好转。此后根据症状辨证，随证变方，治疗三个月，纳食恢复正常，大便通畅，腹部微胀不适，双下肢肿痒消失。

【按】此患者为脾虚气滞，阳虚水湿内停，湿郁久化热而成湿热下注。方用香砂六君子汤、平胃散、香连丸、五苓散合方加大黄、石膏、石榴皮、白芍等，共为健脾益气和胃、理气散结、清热化湿、通阳利水的功效。另外以清利湿毒的二妙散加苦参、土茯苓、蛇床子、徐长卿、甘草、枯矾水煎外洗，内外同治，故能获得较好效果。

案例 2　洪某，女，70 岁。2014 年 7 月 2 日，因腹胀痛至某医院检查，诊为"结肠癌晚期"，并有多部位的淋巴结转移，在该院保守治疗月余，症状未见缓解。2014 年 11 月 26 日患者及家属要求笔者以中药治疗，就诊时症状：左侧腹部胀痛，大便干结，4~5 日一次，排便困难，便中带有少量黑色污血，脉弦细，舌暗红，有瘀斑，苔白薄腻。处方：大黄（酒）、赤小豆、白芍各 20 克，穿山甲、桃仁、延胡索、当归各 15 克，桂枝 10 克，芒硝、甘草各 8 克。每日一剂，水煎服。服药一剂后大便日泻下 4~5 次，服药 3 剂时，大便泻下大量黑色污物，腹痛明显减轻，服药 7 剂，腹痛缓解。此后随证变方，以中药治疗月余，腹痛基本消失，精神尚可，大便通畅。

【按】此病为血瘀下焦、气机壅塞、痰湿化热所致，故以桃核承气汤、当归赤小豆散方加穿山甲、白芍、延胡索攻瘀逐血下结，清温祛湿，理气缓急止痛。

案例3 倪某，男，43岁。2007年12月29日就诊。半年前做过直肠癌手术，术后经常失眠，有时彻夜不眠，遂至我院治疗。诊时伴有腰酸痛，口干苦，心烦，大便微结，恶风寒，舌尖红，苔白薄腻，脉弦细等，处方：茯苓20克，煅龙骨、煅牡蛎、酸枣仁各15克，白芍、柴胡、法半夏各12克，桂枝、黄芩各10克，炙甘草、生姜、川芎、知母、大黄各8克，大枣5枚。每日一剂，水煎服。连服7剂后睡眠恢复正常，大便通畅，腰痛消失。

【按】本案属肝脾不和、寒热错杂、邪气上扰、热结于胃肠所致。方用柴胡桂枝汤合酸枣仁汤加煅龙骨、煅牡蛎、大黄调和肝脾，清热祛邪，通阳散寒，泻下热结，安神定志。

案例4 汪某，男，43岁。2009年4月27日就诊。两年来，经常腹泻，每日两至三次，稍食油腻或生冷则发作，常至药店自购药物，或到社区医务室开药治疗，未做相关的一些理化检查。一个月前，除腹泻外，脐周剧痛，遂至某三甲医院诊治，经检查诊为"结肠癌晚期"，已转移至身体多个部位，于是找笔者要求中药治疗。就诊时症状：腹泻稀黄黑色黏液便，日4次，脐周冷痛，纳差，口干渴喜冷饮，四肢疲乏无力，脉细数，重按无力，舌暗红、苔白腻。处方：

乌梅、党参各 15 克，黄连、焦山楂各 10 克，川椒、干姜、细辛、肉桂、黑顺片、砂仁各 6 克，黄柏、当归、白芍、木香各 8 克。每日一剂，水煎服。服药 10 剂，腹泻减为每日两次，大便变为黄色稀便，纳食增加，精神好转，脐周时而隐痛。后以此方加减调治月余，大便变为软黄便，每日两次，脐周痛消失，患者此后未来治疗。

【按】患者系厥阴腹痛，为寒热错杂，脾虚脏寒，湿热内蕴，气结食滞所致。方用乌梅丸方加：砂仁、木香、白芍、山楂温阳散寒，清热燥湿，消积导滞，理气止痛。

案例5　胡某，女，56 岁。2008 年 7 月 21 日就诊。三个月前因直肠癌在某医院做过手术，最近一个月肛门部经常刺痛，大便干结，带有黄色黏液。诊时：舌红少苔，脉弦细数。处方：石膏 30 克，麦冬、粳米、天花粉各 20 克，竹叶、甘草、党参、生姜、白芍、赤小豆各 10 克，穿山甲、当归、桃仁、桂枝、牡丹皮、芒硝各 8 克，大黄、枳壳各 15 克，大枣 5 枚。每日一剂，水煎服。连服 10 剂药后，大便变为软便，无黏液，肛门刺痛消失，口渴减轻。后以此处方加减调理半月，大便正常，肛门无不适，其他症状消失。

【按】患者系邪热内结，胃肠阴亏，气血瘀结于肠。方用竹叶石膏汤、桃核承气汤、当归赤小豆散、枳实芍药散合方加天花粉、穿山甲破血化瘀，泻下热结，滋阴和胃，理气导滞。

【讨论与体会】

消化系统的癌症多属中医脾胃病范畴。它主要与人体脾胃功能异常有关。其主要病机是邪实正虚，攻邪而伤正，补正而易敛邪，故为难治之证。

治癌的过程中，多采取攻补兼施的基本治则，保护正气、元气、胃气，是其重要原则。"正气内存，邪不可干"，只有正气不虚，邪气才不至于猖獗，才能抵御邪气。元气为人体的本元之气，为人生命之根。其主要表现在"神"，"得神者昌，失神者亡"。"神"体现为人的动作、整体状态、思维状态、眼神、脉的有神无神等。这些都反映元气的强弱盛衰。"胃气"关系到人的生死，"得胃气者昌，失胃气者亡"。"胃气"主要表现为能不能进饮食，饮食能不能消化吸收，能不能顺利排出糟粕。如果人的神志清楚，脉尚有根、有神、有胃气，双眼有神，精神尚可，加之饮食顺畅，二便通达。这样即是神气、元气、胃气尚存。这种条件下才能更好地攻邪。如果只考虑攻邪，置元气、正气、胃气于不顾，最后只能使生命死亡，"皮之不存，毛将安附焉"。现在的许多治癌手段应用都有过量过当的嫌疑，许多患者接受了放化疗后导致精神萎靡、倦怠乏力、食欲减弱、双眼少神、呕吐、腹泻脱发等，使人体正气、元气、胃气大伤，安有不亡之理？

在治疗消化系统癌症时，使消化道通畅是最基本的手段。"六腑以通为顺"，通畅大便即是通腑气，保证腑气的顺畅，才能发挥正常功能，又能使瘀、食、气、湿、痰、热、寒等邪气有去路，而排出体外，"通则不痛"。

使用中药治癌，应以中医药理论为指导。目前普遍存在按西医理论开中药的情况，如放化疗后，就用阿胶、人参等来提升下降的红细胞、白细胞指标。不通过辨证，只用单味具有一定抗癌作用的中药，这是不符合中医辨证论治原则的。因此，很少有人取得效果。

在确诊癌症后，通常情况下，人们首先选择西医治疗。在治疗无效或西医没有较好治疗方法时，才选用中医药治疗，或作为西医治疗的辅助治疗，或抱着试一试"死马当活马医"的态度，去选择中医药治疗。即使有一定的效果，也很少有人能长期坚持喝中药的。因此要长期观察中药治疗效果是比较困难的。从中医辨证的角度看，消化道癌症的病机是复杂的，正虚邪实是其根本特点。正虚虽然常以气虚为主，在临床上常表现为少气懒言、精神疲倦、行动缓慢、四肢乏力等。气阴两虚、阴虚、阴阳两虚者亦为常见。气阴两虚、阴虚、阳虚、气血双亏、阴阳两虚、气血阴阳俱虚的情况也是常见的状况。邪实则常是多种邪气并存，气滞气结、痰结、血瘀、食积、热结、寒结、湿停等之间，常两种或三种或四种以上的邪气兼挟或互结，寒与热常并存。常表现为：胸脘腹部的胀满痞痛和消化道不通畅之症状，如吞咽困难、食物梗阻、呕吐、大便秘结、排便困难等。因此，选择处方时多为数首方剂同用，只有在症状急迫时才选用比较单纯的处方，遵循急则治标的原则。

中药治癌要灵活掌握变与守的关系。治法处方一定要根据患者症状变化、病机变化，而随之改变，有的人找到一治癌处方，就长期服用而不知变方。这样是鲜能有效的。

总体来说，笔者通过临床观察，中药治癌尤其是消化系统癌症是有效的。主要表现在能较好地改善患者的症状，恢复患者的体力，缓解患者的痛苦。只要辨证准确，用药合理，就能取得效果，无论是癌症早期、中期，甚至是晚期都有一定的效果。正确的中医药治疗，不光是能改善症状，延长癌症患者生存期，有的患者经过治疗能使身体恢复到基本正常的状态。现在癌症早期几乎没有运用中药治疗，中期或晚期多作为辅助治疗。笔者观察到，手术后使用中药治疗能获得较满意的效果。中药对过当使用放化疗后表现的症状，有明显的改善作用。

（二）中医治癌浅识

根据辨证论治的原则，笔者1985年至2000年间，以中医药治疗百余例癌症患者，稍有体会，现就此作一粗浅论述。

1. 高度重视

癌症系顽固难治性疾病，不可等闲视之。在辨证、诊断、治疗、处方用药、调养等诸方面都要特殊对待，高度重视。对这些已经确诊的癌症患者，首先必须详尽收集四诊资料，力求辨证准确，然后确定治法及治疗的先后缓急、次序。处方用药尽量做到针对病机、药量及使用方法应当适宜，正确选方用药才能获得较好的疗效，与此同时，并要确定科学合理的护理、保养、锻炼方法。笔者根据自己的临床经验，将其归纳为三个基本原则：准确辨证、合理用药、科学调养。

癌症患者的治疗应遵循由简至繁的原则，不能因考虑它的复杂性与顽固性而忽视其单纯性一面。开始治疗阶段应尽量使复杂病情的辨证简单化。在病人纷扰繁杂的症状中，应抓住主要矛盾，通过辨证、进而抓住主要病机，随后确定主要治法，最后处方，能简则简，使处方简而精。在比较简洁治疗无效的情况下，可逐步使用相对复杂的治法与方药，反过来在经过比较复杂的治疗而缺乏效果时，又可考虑使用比较简单的治疗方法。这样的思维方式才能适应临床变化。

案例　李某，女，51 岁。闵集乡人。1998 年 4 月 7 日前来就诊。患者诉：于 1998 年 2 月 7 日，因子宫癌在本市某医院手术打开腹腔，因癌病灶广泛转移以至无法切除，只好将腹腔缝合。一月来，自感下腹持续性胀痛，大便干结，阴道少量出血，色暗红，身体呈进行性消瘦，精神疲倦，纳食则吐，以至不能进食，主要依赖西药输液维持生命。后经多方中药治疗无效，就诊时见神疲，口干不欲饮，神志清楚，舌暗红，苔白腻，舌体胖大，脉沉弦细，重按无力。笔者予以大半夏汤：党参 10 克，法半夏 18 克，白蜜 25 克，每日一剂，水煎取汁，频频饮服。服用三剂后，呕吐止，能进食，精神好转。其后随证予中药治疗，获得较好效果。其生命得以延续年余。

【按】此患者开始治疗较为复杂，方用香砂六君子汤加味，治疗无效，而抓住呕吐不能进食这一主要矛盾，予较简单的大半夏汤则获较好疗效。

2. 变守适宜，循序渐进

整个治癌过程中都必须根据病情来确定守法或变方。病情相对稳定且具有一定疗效的情况下，宜守法守方。病情出现明显变化的情况下，治疗方案及治疗方药都必须根据病情变化而加以变化调整，即变法变方。应守方没守，当变方没变方，常致病情急剧恶化甚至危及生命。特别要注意疗效甚微而不显著，但病情没有恶化征兆，切不可急于求成而轻易变方，并随时观察病情，把握病情总体发展趋势。治癌过程切勿急躁，须循序渐进，变守适宜。治疗始终以病情变化为依据。另外，当用药后出现一定的症状反应，应辨明为顺象还是逆象。如果属前者则可守方，且守方后往往反应消失。属后者则应立即变方，如继续守方则反应加重病情恶化。治癌过程中，必须以辨证为纲，治癌方药必须随病情而选定。在西医诊断的基础上，不经过中医辨证而直接使用中药处方或偏执于某方治某癌，这不符合中医辨证论治的原则。固定中成药方治疗癌症，常常缺乏重复之效果。究其原因，主要缺乏以辨证为基础的这一治疗前提。

案例 万某，女，48岁。2001年4月12日就诊。三个月前，因经常腹泻腹痛十余天，至某三甲医院诊治，确诊为"结肠癌晚期"已转移，认为不宜手术。化疗两次出现呕吐，不能纳食，口腔痛而停止。诊时，仍每日腹泻三至四次，黄黑褐便，腹痛时作，纳差，疲乏。脉沉细无力，舌淡胖，苔白薄腻。处方：党参、红参、茯苓、白术、干姜、白芍各10克，炙甘草、黄芩、陈皮各8克，黄连、木香各5克，姜半夏20克，砂仁、生姜各12克，枳壳15克，大枣5枚。每日一剂，水煎服。服药10剂，腹痛次数明显减少，大便溏日一次。后因病情症状稳定，均以此方加减，治疗一年，一年后诸症消失。五年患者仍健在，来诉，身体健康如常人。

【按】 此病属寒热错杂于中、脾虚气滞痰结所致。用香砂六君子汤合半夏泻心汤治疗。因病性变化微小，病机没变，故可长期守方治疗。

3. 顾护元气与胃气

　　治癌过程必须始终注意元气与胃气的盛衰。因其对病情进退起着决定性作用。"得神者昌，失神者亡""得胃气者昌，失胃气者亡"。临床必须通过辨证确定元气与胃气的盛衰存亡情况，并据此不断地调整治疗。元气的盛衰，主要根据神识、精神、语言、体力、呼吸等情况来判断。胃气的盛衰，主要根据纳食及胃肠运化正常与否来判断。二者都应结合舌脉才能使判断更为准确。元气大亏时，应急补之，然后再去病邪。元气受损不严重时，则可补气与驱邪同施。未见元气明显受损则用药宜适当顾护元气。胃气受损时，应首先对其进行保养与治疗，然后再治疗原发病。胃气尚未受损，用药则宜顾护，切不可戕伐胃气。顾护胃气要特别重视"六腑以通为用"这条原则。必须保持胃肠道的正常通畅。另外，用药时还宜注意这些原则：用药不能使之伤阴伤血，伤阳伤气。用辛燥之药时，注意不宜使之耗伤阴血。用寒凉之药时，不能使之伤气伤阳。滋补阴血，不能使之腻滞。补养阳气，不能使之过亢化热伤阴。

　　案例　李某，女，57 岁。农民。麻城市龙池办事处人。于 1996 年 5 月因患胃癌而行胃切除术，术后四个月，患者纳食，精神状况基本正常。1997 年 5 月 17 日前来就诊，诉三个月前开始出现纳差，不思食，口中乏味，胃脘胀满，身体呈进行性消瘦，两个月前经市人民医院超声波提示：肝内有多个占位性肿块，诊断为"胃癌肝转移"，使用化疗近月余，症状未见好转，且精神渐差，腋下及锁骨上窝淋巴结肿大，并压痛，就诊时主要症状：纳食少、口中乏味，每餐能进一两米饭，胃脘胀满时痛，食则加剧，精神疲倦，消瘦，大便干结，五日一次，脉弦细，重按无力，舌胖有齿印，舌质淡，苔薄白腻。处方：党参、枳壳各 12 克，炙甘草、木香、砂仁各 6 克，白术、陈皮、茯苓各 10 克，法半夏、山楂各 15 克，白芍、生姜各 8 克，大枣 4 枚，每日一剂，水煎服。服 15 剂后，纳食正常，胃脘胀满基本消失，但感腰膝酸软，精神易疲倦，烦躁，口微干，脉细稍数，重按乏力，舌苔白薄、质淡红。处方：生地、熟地、党参、山药、枣皮、陈皮各 10 克，丹皮、泽泻、茯苓各 8 克，黄芪 20 克，法夏 12 克，每日一剂，水煎服。共服 12 剂，服药后精神转佳。此后用以上二方根据症状交替使用数次，获较好疗效，后因经济原因未予医治，但其生命延续两年。

【按】此案例较为典型，顾护胃气与元气，两法交替使用故能获得较好疗效。

4. 辨证与辨病治疗相结合

中医治癌，必须以中药理论为指导。同时吸取西医理论的长处，把辨证论治与辨病治疗结合起来。辨证论治时根据病人的具体情况、辨明阴阳表里寒热虚实、标本缓急、病变所属脏腑、针对病机进行治疗，并制定疾病某一阶段的治则治法。癌症患者根据其病变所属脏腑、针对病机进行治疗，并制定疾病某一阶段的治则。癌症患者根据其病理类型、病程长短、轻重个体差异不同，其临床表现各异，即使是同一种类型的肿瘤，对不同的患者亦有不同的临床表现。即或是同一病人中，在不同的时期，肿瘤的发展趋势也不一样，辨病治疗则是多考虑各种肿瘤的病理特点，多从局部癌症及肿块引起的症状着想，有针对性地自始至终选用抗癌作用的中草药。如宫颈癌选用莪术，白血病选用青黛，皮肤癌选用野百合，食道癌选用生半夏，胃癌选用猴头菇，肠癌用白花蛇舌草。辨证与辨病治疗应有机结合起来。这样才能发挥更有效的治疗作用。

案例　鲍某，男，55岁。麻城市龟山乡人。1999年11月30日就诊时诉：自1999年3月起开始胃脘胀痛不适，当时乡村医生以中药治疗未见任何疗效，并且症状逐渐加重，当年6月在某医院作胃镜及病理切片检查，诊为"胃体腺癌（中晚期）"。化疗三个月，病情发展仍未控制，遂求笔者诊治。就诊时主要症状：胸脘胀满疼痛，时剧时缓，每日上午11时至12时痛剧，连及背部，食硬食有梗阻感，不呕吐，口干渴，大便四日一次，脉沉弦细，舌暗红，苔白腻。处方：香附、旋覆花、紫苏子、白芍、白术各8克，薏仁、猪苓各20克，陈皮、茯苓、枳壳、生姜各10克，桃仁、红花、穿山甲各6克，生半夏12克，大枣4枚，每日一剂，水煎服。服药10剂后胸脘胀痛、食物梗阻感等症状明显减轻，继以上方加减服药40余剂，症状基本消失。

【按】此方是在辨证基础上结合辨病加具体抗癌作用的生半夏、猪苓等组成，故能获得较好疗效。

5. 合理应用单方验方

在治癌过程中，运用辨证论治处方用药效果不佳时，可考虑使用一些单方验方，包括民间单方验方。这些方药常是治癌经验的总结。应用时应注意以下几点：①必须掌握病情的基本状态，据此确定患者是否能接受此种治疗。②应在理论或经验上确定没有明显副作用或副作用不大的情况使用。③根据过去他人的经验，应用此方具有有效的可能性。④使用时，用药量必须由小到大，循序渐进。如出现不良反应，应立即停药。如疗效较好，则宜继续使用该药方。单方药味少，用之如对症，常有非常显著之效果。如运用壁虎的白酒浸出液治疗食道癌；干蟾皮煎服治肺癌、胃癌；蜈蚣与鸡蛋炖服治骨瘤、脑瘤；向日葵秆心单味煎服治胃癌、子宫癌；麻城地区的农民用一种名"石蚕"的蕨类植物治疗肝癌、子宫癌有明显的镇痛作用，且无毒副反应。验方与单方一样必须结合中医辨证才能生效。单方验方若不与中医辨证相结合，必将难获其效。

案例 方某，女，70岁。麻城市阎河人。2000年3月4日就诊诉：右侧肢体偏瘫四个月。不能行走，语言与神志清楚，左侧肢体感觉功能正常，运动功能障碍，右上肢肌力三级，下肢肌力二级，无偏盲，CT检查诊为"左侧脑部肿瘤"。就诊时：舌暗红，苔薄白腻，脉细涩。予以蜈蚣同鸡蛋炖服，每日以两个鸡蛋炖两条蜈蚣，分两次服汤食蛋，治疗10天，患者即能跛行走路，右上肢运动功能接近正常。

6. 科学调养

科学调养指科学的护理与自我保养。主要包括衣、食、住、行、环境、患者精神心态等诸方面的调养。其首先须注重适寒温、衣着适宜、预防感冒与中暑等外感疾病。还得保护居住环境的空气新鲜、干湿适宜等。其次注意休息。在可耐受范围内适当进行锻炼。再次，饮食应合理，注意卫生，定时定量，而且特别要重视饮食的禁忌。癌症患者食物一般以面粉、大米、新鲜蔬菜为主食，可配少量新鲜猪肉、鸡蛋、鱼等。当禁陈、臭、辛、辣、酸腐之品以及烟酒。还有一条原则是：凡是食某食物后，自感身体舒畅，病情稳定或症状减轻，则可继续食用，反之则应禁食。除此之外，还应根据辨证确定病情的属性来制定饮食的具体禁忌。饮食的种类、卫生、数量、质量的适宜与否直接影响病情的转化，最后须以正确的方法来诱导患者以积极的心态配合治疗。这是能否使之有效治疗疾病的关键环节。积极、乐观、豁达、无畏及稳定的情绪，对治疗及延长生命都能起到至关重要的作用。消极、悲观、恐惧、忧虑及烦躁会直接使病情恶化，以至治疗无效。我们应当让病人建立视死如归的心态，真正坦然客观认识生老病死的自然法则。

治疗癌症犹如逆水行舟。治疗调养稍不正确，则疗效全无，病情急剧恶化，甚至造成生命死亡。病人的心态直接影响病情的发展方向及快慢速度。中医治癌必须坚持辨证论治的原则，并与辨病治疗相结合，循序渐进，变守适宜，加之科学调养，自能取得较好效果。

二、脾胃病防治与医案

（一）脾胃病的防治

中医学认为，脾胃病是一大类疾病。无论男女老少，都很容易患上脾胃病。患脾胃病的人们众多，甚至可以说每个人都患有或曾经患有过或正在患上脾胃病。因脾胃为后天之本，许多疾病直接或间接与脾胃相关，李东垣在《脾胃论》中指出："百病皆由脾胃衰而生也"。因此，脾胃病的防与治，在保健养生与临床疾病治疗中显得特别重要。

1. 脾胃病简述

脾胃病是指脾胃功能失常而导致的疾病

（1）脾胃生理病理

①脾主运化：是指有运化水谷的功能，即对食物消化、吸收、化生水谷精微、化生气血、运送输布于全身，还包括在人体内输送和布散水液。脾运化功能旺盛，人体消化吸收功能才能健全，才能为化生精、气、血、津液等提供足够的条件，脏腑、经络、四肢百骸、全身各部才能得到正常的滋养并发挥功能，才能气血调和。脾之运化失常则消化吸收就会表现异常，出现食欲减退、胃脘胀满、腹泻、呕吐、嗳气

等症。化生气血不足，则致气虚、血虚，症见疲乏少气、消瘦、面色无华等。运化水液失常则见水肿、湿证等，《内经》中说"诸湿肿满，皆属于脾"，即是此意。

②脾主升：将水谷精微及气血输布于全身，营养四肢百骸、脏腑经络。这就是脾升清功能的体现。升清功能异常，人体各部得不到气血滋养，就会出现疲乏无力、头晕目眩等。脾气虚不能升则出现中气下陷，而见脱肛、子宫脱垂、胃下垂等等。

③脾统血：气为血帅。脾有统摄、控制全身血液作用，保证气血的正常运行。脾气旺盛，固摄功能健全，才不致血溢于脉外而出血。反之，脾气虚弱，固摄功能减退，则可导致尿血、便血、崩漏、皮下出血等。

④脾在志为思："思伤脾"，思虑过度则气结而伤脾，导致不思饮食、脘腹胀满、头晕目眩等等。脾在液为涎，口涎过多或口干都与脾胃失调有关。

⑤脾主肌肉、四肢：全身的肌肉和四肢均依赖脾之运化健全，输送气血精微来营养。脾胃功能正常，肌肉才能丰满，四肢才能有力量。肌肉消瘦、四肢无力、瘫痪此类疾病，都与脾胃虚有关，因此，"治痿独取阳明"。

⑥脾开窍于口，其华在唇：脾胃功能正常则食欲口味正常。脾胃功能失常则可出现食欲差、口无味、口甜、口腻、口苦等。口唇的形态色泽能反应脾胃功能的正常与否。

⑦胃主受纳，腐熟水谷：接受食物、进行腐熟、消化是胃的功能。胃与脾的运化功能配合，使水谷化为精微物质、化生气血津液以营养全身。饮食过饱则影响胃的功能，可出现食积、呕吐、呃逆等。

⑧胃主通降，以降为和：食物经过口、食管、胃、小肠、大肠、肛门排出糟粕（大便）。这种消化、吸收、运行，是一种通降的过程。这是胃主通降功能的表现。以降为和，以不降为逆。便结、食积、呕吐都是胃失和降的表现。

⑨脾胃属中焦：脾与胃通过经脉络属而成表里阴阳关系。脾属阴属里，胃属阳属表。脾主升，胃主降，相辅相成，共同维持人体升降平衡。脾主运化，胃主受纳，共同完成饮食的消化、吸收及化生气血、水谷精微的作用，并输布全身，故称脾胃为后天之本。脾主湿，胃主燥。燥湿阴阳相济。脾胃居中，在五行属土，为人体上下之枢纽。脾胃失常则可阻隔人体上下阴阳之气的沟通。阳气不能下潜，阴气不能上济，而出现寒热、阴阳互结于中的状况。张仲景借用《易经》中的"否"卦的思想，将这种病症称为"痞"。

（2）脾胃病的特点及基本治则

脾胃病与湿邪关系最为密切。脾恶湿，易被湿邪所困，挟热则成为湿热，与寒邪相合则称为寒湿。《内经》中说"饮食自倍，肠胃乃伤"，饮食与脾胃病有直接的关系。饮食不节，没有规律，饮食不卫生，饮食质量差或含有有毒成分，时饱时饥等等，都是导致脾胃病的常见原因。升降失常及阴阳气血痰湿互结于中，是脾胃病经常出现的特征。在治疗上，调理升降，祛湿导滞，是其基本的治疗法则。

现代医学中的口腔炎、牙周炎、咽炎、扁桃体炎、肺炎、急慢性胃肠炎、食道炎、十二指肠溃疡、肝炎、胆囊炎、胆结石、肠道寄生虫病、胰腺炎、脱肛、结肠炎、便秘、再生障碍性贫血、肝硬化腹水、重症肌无力、慢性肾炎、瘫痪、神经衰弱、糖尿病、心脑血管疾病、肥胖症、胃下垂、肾下垂、消化系统癌症、出血性紫癜、子宫颈脱垂、阴道炎、宫颈炎、功能性子宫出血等等许多疾病，都可以根据脾胃病辨证进行论治，常常能起到很好的疗效。

2. 脾胃病的预防

脾胃病的预防是中医"治未病"的重要内容。针对脾胃病的特点，预防主要是注重防湿、饮食调养、保持正常情志活动、保持良好生活习惯、不劳累、适量运动等方面。

（1）在六淫中最能伤脾胃的是湿邪。淋雨，过多接触水湿，汗液在体表较长时间未擦，洗头、洗澡后皮肤湿气停留时间较长。这样易挟风挟寒侵入人体。饮水过多也是导致湿邪内停的原因。因此，避免过长时间接触水湿。接触水湿如游泳、洗澡、洗头后，要立即用毛巾擦拭身体，保证皮肤的干爽。出汗后，也应在短时间内擦干，不宜过量饮水，尤其是冷饮。在居住生活的环境尽量不潮湿，如环境潮湿，要采取防潮、防湿措施，如经常晒衣服、被单棉絮等，亦可以艾绒经常熏蒸所居房屋。长夏是湿气流行的季节，人们容易伤湿。暑热袭人，易生口渴。饮水的温度尽量保持在 30 至 50 摄氏度。冷饮不宜过多，过量食用冷饮，可致湿邪内停。从室外高温环境突然进入有制冷空调的室内环境，可使腠理闭塞、汗出不畅、湿气内停，因此，正确利用空调，也是预防湿邪的措施，一是空调制冷的温度不能过低，一般不能低于 26 摄氏度。二是热环境进入冷环境后，要适当活动肢体。

（2）饮食过饱过饥，饮食没有规律，或吃不洁的食物，或吃有毒的食物，或过多食用没有营养价值的物质，都会影响脾胃的功能。饮水过多伤湿，过少则可致阴液不足。"穰岁多病，饥年少疾"，就是说：食物比较丰富的时候，人们容易过饱伤脾胃而生病较多，而食物比较少的年岁，人们常常没有吃饱，相反脾胃得到了一定休养，而患病较少。当然饥饿太过，人们缺乏必需的营养物质，也是伤脾胃、伤气血的。饮食还需要有规律，早、中、晚餐的食量与时间相对固定。《内经》说"五谷为养，五果为助，五畜为益，五菜为充，气味合而服之，以补益精气""谷肉果菜，食养尽之，无使之过，伤其正也"，这符合饮食平衡、营养互补的营养原则。荤素搭配、食物多样化，这是保护脾胃之气、促进健康要遵循的基本方式。新鲜食物适合人体正常代谢需要，对人的营养价值较高，陈腐的食物往往含有有害物质，如腌菜中就含有对人体有害的亚硝酸盐。不卫生的食物多含有病原微生物，可导致肠胃炎、寄生虫病等。中医认为，不洁饮食可以产生湿热之毒，要尽量选择相对无毒的食物。现在加工食品中的染色剂，某些含农药量较多的食物，都要慎重对待。有些饮料中的调味剂防腐剂等使用过多，也是对人有害的。现在人与古人的生活工作方式发生了巨大的变化，夜晚娱乐、过夜生活的人不少，常常喜欢吃夜宵，晚上 10 点至次日凌晨 2 点之间，很多人吃夜餐。夜晚脾胃阳气减弱，消化水谷的功能下降，因此，吃夜食者是易伤脾胃的。许多高脂血症、肥胖症患者与此有关，尽量避免吃夜食是保护脾胃的重要方法。

（3）过度思虑，不能保持心情宁静，也能导致脾胃病。放松身心，不断提高自身心理调节能力，勤奋工作，适度参与娱乐活动，适度进行户外活动，都是避免思伤脾的方法。

（4）只有适量的科学运动，对脾胃才能起到良好的作用。动则生阳，能助脾胃之阳气，腐熟水谷，并吸收、化生水谷精微、化生气血，能增加升清降浊的功能。"久坐伤肉""久卧伤气"，这主要是伤人脾胃。现在办公室电脑旁工作的人，提倡工作中要在半小时至一小时内做 5 至 10 分钟的工间操。劳累过度则伤人气血。劳累出汗过多则阳随汗泄，可导致脾胃阳虚。因出汗过多可导致胃阴不足。熬夜会引起心脾两虚，导致心神不宁，饮食不振。预防脾胃病，应避免过度劳累，避免熬夜。

（5）根据身体状态，可适当选择食品进行脾胃调理。中气不足，可适当使用山药、扁豆、胡萝卜等。脾胃气滞者可选用白萝卜、生姜等。脾胃有热者可食用苦瓜、冬瓜之类。对食积者可适当采用饥饿的方法，这样有助于脾胃功能的恢复。

3. 脾胃病的中医治疗

自古至今对脾胃病治疗的认识，内容博大精深。治疗脾胃病的方药数量广大，不胜枚举，不计其数。这里只列举脾胃病的常见基本证型及 20 余首常用的方剂。

（1）脾胃虚寒证（太阴病）。症见：腹痛，泄泻清稀，呕吐，口不渴或腹满食少，舌淡苔白，脉迟缓。治疗当选理中汤（人参、干姜、白术、炙甘草），温中散寒，补益脾胃。慢性胃炎、肠炎、胃及十二指肠溃疡病可表现此证型，可选用理中汤治疗。

（2）脾胃虚寒所致的脘腹痛证。症见：胃脘挛急疼痛，喜温，喜按，或虚劳发热，心悸不宁，食减，面色无华，舌淡，脉涩弦。方选小建中汤（芍药、桂枝、炙甘草、生姜、大枣、饴糖），温中补虚，缓急止痛。胃及十二指肠溃疡、神经衰弱、心律不齐、再生障碍性贫血等病表现有上述症状，可选用此方治疗。

（3）肝胃虚寒，浊阴上逆证。症见：胃痛或巅顶头痛，痛时欲吐，干呕，吐涎沫，舌淡，苔白滑，脉弦迟等。方选吴茱萸汤（吴茱萸、人参、生姜、大枣），温肝暖胃，降逆止呕。慢性食道炎、慢性胃炎、血管性头痛、美尼尔氏综合征等出现上述症状者，可选用此方治疗。

（4）阳明经热盛证。症见：高热头痛，口干舌燥，烦渴欲饮，面赤恶寒，大汗出，脉洪大，舌苔黄燥。方选白虎汤（石膏、知母、炙甘草、粳米），清热生津。有的医家根据辨证论治的原则，以此方治疗肺炎、流脑、乙脑、口腔感染等收到较好效果。

（5）胃火上攻证。症见：牙痛，牵引头痛，牙喜冷恶热，或牙龈出血，或牙龈红肿溃烂，或唇颊腮肿，口气热臭，口干舌燥，舌红苔黄，脉滑数。方选清胃散（黄连、当归、丹皮、升麻），清胃凉血解毒。口腔炎、牙周炎、三叉神经痛、腮腺炎等属胃火上炎者，可用此方。

（6）阴虚胃热证。症见：口渴，牙痛，吐血，血衄，舌干红少苔或薄黄而干，脉细数。方选玉女煎（石膏、熟地黄、麦冬、知母、牛膝），滋阴清胃。口腔炎、牙周炎、慢性咽炎，糖尿病等属阴虚胃热者可选用此方。

（7）外感风寒，内伤湿滞。症见：恶寒发热，胸脘满闷，腹胀，呕吐，肠鸣泄泻，舌淡苔腻，脉浮。方选藿香正气散（藿香、白芷、苏叶、陈皮、桔梗、甘草、白术、茯苓、大腹皮、半夏、姜厚朴），解表和中、理气化湿。急性胃肠炎、消化不良、四时感冒属此型者，可选用此方。

（8）脾胃湿滞证。症见：胃脘胀满，口淡食少，恶心呕吐，肢体倦怠，大便泄泻，舌苔白厚腻，脉濡或弦。方选平胃散（陈皮、姜厚朴、苍术、甘草），燥湿运脾，理气导滞。慢性胃炎、消化不良、胃神经官能症等属脾胃湿滞者，可选用此方。

（9）湿热困脾、湿重于热、三焦气机不畅证。症见身重头闷痛，胸脘闷而不饥，面黄，午后身热，舌苔白腻欠润，脉濡。方选三仁汤治疗（杏仁、蔻仁、薏仁、厚朴、通草、滑石、法半夏、竹叶）。慢性胃肠炎、慢性肾炎辨证属此证型者，可用此方。

（10）湿热内蕴胃肠而致吐泻证。症见：吐，泻，腹痛，口渴烦躁，舌苔腻而干，脉濡数。方选蚕矢汤（蚕沙、木瓜、薏仁、豆黄卷、炒栀子、黄连、黄芩、半夏、通草、吴茱萸）。急性胃肠炎、食物中毒、痢疾等属于此证型者，可选用此方。

（11）湿热黄疸证。症见：一身尽黄，色鲜明，头汗出，腹胀满，干呕，小便黄，口渴，舌红苔黄腻，脉滑数或沉实。方选茵陈蒿汤（茵陈蒿、栀子、大黄），清热利湿，通便退黄。黄疸型肝炎、胆结石、胆囊炎表现为上述症状者，可选用此方。

（12）食积停滞证。症见：胸脘痞满，腹胀时痛，嗳腐厌食或大便不畅臭秽，呕吐，舌苔厚腻，脉滑。方选保和丸（山楂、神曲、半夏、茯苓、陈皮、连翘、莱菔子），消积导滞，清热利湿。消化不良、急性胃肠炎、痢疾初起辨证为此型者，可选用此方。

（13）食滞痰阻于胃肠。症见：腹胀或痛，便秘纳呆，腹部时有条索状物，按之胀痛加剧，苔白腻，脉弦滑。方选六磨汤（大黄、枳实、槟榔、沉香、木香、乌药），导滞通便，理气化痰。现代根据辨证，常用于胃肠功能紊乱、肠梗阻、肝脾肿大、胆囊炎、腹部肿瘤等病的治疗。

（14）痞证（寒热互结、脾胃升降失常）。症见：心下痞满不适，干呕或呕吐，肠鸣下利，舌苔薄黄腻，脉弦细数。方选半夏泻心汤（半夏、干姜、黄芩、黄连、炙甘草、人参、大枣），寒温并用，健脾祛湿，和胃降逆。胃及十二指肠溃疡、急性胃肠炎、慢性胃炎、肠炎等属此证者，可选用本方。

（15）胃热肠寒的蛔厥证。症见：腹痛时作，烦闷呕吐，得食则吐，甚则吐出蛔虫，手足厥冷，或久泻、久痢及反胃呕吐。方用乌梅丸（黄柏、黄连、乌梅、川椒、桂枝、制附子、人参、细辛、干姜、当归），寒温并用，温脏安蛔止痛。现在常用于治疗胆道及肠道蛔虫，慢性结肠炎、慢性痢疾等。

（16）脾虚受湿，气滞水停。症见：头面四肢水肿，腹部胀满，上气促急，小便短少，舌苔白腻，脉弦。方选五皮饮（桑白皮、陈橘皮、生姜皮、大腹皮、茯苓皮），化湿健脾，理气消肿。现代急慢性肾炎、心源性水肿，符合此症型者，可选用此方。

（17）气阴两虚，热邪未除。症见：虚羸少气，身热，气逆欲吐，脉细数，舌红少苔。方选竹叶石膏汤（石膏、竹叶、人参、麦冬、炙甘草、半夏、粳米），清热生津，益气健脾。糖尿病、小儿夏季热、系统性红斑狼疮、肺炎、慢性肾炎等辨证属此型者可选用。

（18）阳明腑实证（湿热与积滞结于胃肠）。症见：大便秘结，腹胀满痛，拒按，甚则谵语，潮热，舌苔黄腻而干，脉沉实，或见热厥抽搐、发狂等。方用大承气汤（大黄、芒硝、枳实、厚朴），峻下热结，通便行滞。急性阑尾炎、胆结石、胰腺炎、胆囊炎、消化不良有此证者可选用。

（19）胃肠气滞血瘀证。症见：脘腹时而刺痛，痛有定处或腹部有包块，卧则腹坠，舌质暗红或有瘀红，舌白脉弦或沉实。方选膈下逐瘀汤（五灵脂、当归、川芎、桃仁、牡丹皮、赤芍、乌药、玄胡、甘草、香附、红花、枳壳），活血化瘀，行气止痛。宫外孕、不孕症、慢性肠炎、慢性胃炎、腹部肿瘤等，辨证属此型者可选用本方。

（20）心脾两虚气血不足。症见：心悸，健忘，失眠，食少，肢体怠倦，面色萎黄，舌淡脉弱、妇人脾虚不摄所致的崩漏以及皮下出血。方选归脾汤（黄芪、人参、白术、炙甘草、木香、当归、茯神、枣仁、远志、龙眼肉、生姜、大枣），健脾养心，益气补血。消化道出血、再生障碍性贫血、血小板减少性紫癜、十二指肠溃疡、神经衰弱引起的失眠等符合以上证型者，可选用此方。

（21）脾胃气虚，中气下陷证。症见：身热自汗，渴喜热饮，头痛恶寒，少气懒言，饮食乏味，四肢乏力，或脱肛，子宫脱垂，舌淡，脉虚大。方选补中益气汤（黄芪、人参、炙甘草、当归、白术、陈皮、升麻、柴胡），补中益气，健脾养胃。现在常根据辨证原则用此方治疗十二指肠溃疡、胃下垂、子宫颈脱垂、脱肛及无原因发热等症。

（22）脾虚湿滞，肝气不舒之带下证。症见：妇女白带多或淡黄无臭，倦怠便溏，面色㿠白，舌淡苔白，脉缓迟。方选完带汤（白术、苍术、陈皮、人参、白芍、前仁、柴胡、荆芥炭、淮山药、甘草），健脾燥湿，疏肝理气。现代常用此方治疗妇女阴道炎、宫颈糜烂、盆腔炎等病。

（23）脾阳不足，水气内停。症见：身肿腰以下为甚，胸闷腹胀，纳减便溏，面色萎黄，神倦肢冷，小便短少，舌淡苔白滑，脉沉缓。方选实脾饮（附子、干姜、白术、甘草、厚朴、木香、草果、槟榔、木瓜、生姜、大枣），温运脾阳，利水消肿。慢性肾炎、肝硬化腹水、心力衰竭所致的水肿属于此证型者，可选用本方治疗。

（24）脾肾阳虚，水气中停之臌胀。症见：腹大胀满不舒，入暮加重，面黄，脘闷纳呆，神倦怯寒，肢冷或下肢水肿，小便不利，舌胖，脉沉细弦。方选附子理中汤（附子、干姜、人参、白术、炙甘草）、五苓散（桂枝、白术、猪苓、泽泻、茯苓），两方结合，以温补脾肾、化气行水。肝硬化腹水、慢性肾炎根据辨证可用此方治疗。

以上列举的证型及方药可作为治疗脾胃病的基本框架，在临床上可作为借鉴与提示，具体临证时应根据具体病情灵活选择。

（二）胃脘痛治疗验案

笔者在近40年的临床工作中，治疗过数以万计的胃脘痛患者，积累了较为丰富的经验，现选14个案例作一粗浅论述，供同道参考。

案例1 李某，男，34岁。工人。2002年3月20日就诊。胃脘部经常胀痛三年，饥时发作，食后痛减，每服雷尼替丁则缓解，胃镜检查后诊为：十二指肠球部溃疡。诊时伴有黑便，舌淡，舌体胖大，苔薄白腻，脉弦缓。处方：党参、法半夏各12克，茯苓10克，白术、陈皮、生姜、炙甘草、乌贼骨各8克，木香、砂仁各6克，大枣5枚。每日一剂，水煎服。服10剂后，诸症消失。此后以香砂六君丸调理一个月，随访两年未复发作。

【按】本案为脾胃气虚，痰气中阻所致。故以香砂六君汤为主方，健脾理气，化痰止痛，加乌贼骨用以止血。

案例2 熊某，男，40岁。农民。1993年4月20日就诊。胃脘部胀痛四个月，一个月前在某医院作胃镜及病理切片检查，诊断为"晚期胃鳞状上皮癌"，认为不宜手术，特要求笔者以中药治疗。诊时症状：胃脘胀痛，食则加剧，纳食少，自感胃脘部有痞块，行走时感觉痞块摆动，身体消瘦，精神疲乏，大便微结、舌胖大，质暗红，苔白腻，脉弦细重按无力。处方：厚朴、生姜各25克，党参12克，枳壳、白术各10克，白芍8克，炙甘草6克，每日一剂，水煎服。10剂药后，胃脘痛明显减轻，精神好转。后以上方为主方稍有加减，服用11个月，症状完全消失，状如常人，随访5年症状未发作。

【按】本案使用的是《伤寒论》中厚朴生姜半夏甘草人参汤加味。此方配方的特点是厚朴用量大于补气药，意在消气理气而不伤正，补气而不留滞，生姜、半夏均有消痰散结，消除痞块的作用。加白芍、枳壳以理气和血止痛，加白术加强健脾作用。《岳美中论医集》中指出：《伤寒论》中所用的人参即是现在使用的党参，除有健脾益气的作用外，还有消痞的功效。

案例3 范某，女，42岁。农民。1990年8月11日就诊。胃脘痛两个月，伴呕酸，口干苦，纳差等症。就诊时脉弦，舌尖红，苔白欠润。胃镜检查诊为"慢性充血性胃窦炎"。处方：柴胡、法半夏、枳壳各12克，黄芩、党参、白芍、天花粉各10克，竹茹、砂仁、生姜各8克，黄连5克，吴茱萸3克，大枣5枚。每日一剂，水煎服。服药7剂症状消失。

【按】本案为少阳邪热犯胃，致脾胃气滞，故用小柴胡汤和解少阳邪热，加左金丸方清热燥湿、降逆以治呕酸，加竹茹意在清化热痰，加天花粉以治口干，加砂仁、白芍理气止痛。

案例4 李某，男，52岁。干部。2011年9月17日就诊。胃脘灼痛三个月，经检查诊为"食道下段炎""浅表性胃炎"。经某医院中西药治疗两个月，症状未见明显变化，笔者诊时还伴见：纳差，呃逆，口干渴，大便微结，脉细稍数，舌尖红，苔薄少。处方：石膏、麦冬、粳米各20克，枳壳、白芍各15克，党参、法半夏各12克，竹叶、茯苓、代赭石、天花粉各10克，木香、川楝子、生姜各8克，大枣5枚。每日一剂，水煎服。服药10剂，症状基本消失。后以此方去川楝子、木香调治一周，随访半年未复发作。

【按】本案系气阴两虚、胃热内扰所致，以竹叶石膏汤滋阴益气、清热降逆，加理气和胃之枳壳、川楝子、白芍，加代赭石以助降逆，加天花粉以止渴。

案例 5 王某，男，27 岁。会计。2007 年 11 月 5 日就诊。胃脘闷痛半月，西医检查诊为"慢性胃窦炎"。半月前因暴饮暴食致胃脘痛，按之疼痛加剧，食欲不振，大便微泻，排便不爽，每日两次，口干不欲多饮，舌尖红，苔腻黄白相兼，脉滑。处方：枳壳、山楂各 12 克，法半夏、黄连、瓜蒌皮各 10 克，砂仁、陈皮、白芍、木香、生姜各 8 克，大黄 5 克。每日一剂，水煎服。5 剂药后诸症消失。

【按】 本案因暴饮暴食而致痰热结于中焦，不通则痛，以小陷胸汤清热化痰散结，加枳壳、砂仁、白芍、木香、陈皮、山楂、生姜消积理气，导滞止痛。加大黄以通腑气。仿《温病条辨》中的承气合小陷胸汤意。

案例 6 周某，男，14 岁。学生。2007 年 6 月 15 日就诊。暴食而致胃脘痛两天，伴呕吐，大便微泻，舌苔厚腻，脉滑。处方：神曲 20 克，大黄 15 克，法半夏 8 克，木香 6 克，芒硝（后下）、甘草各 5 克。每日一剂，水煎服。3 剂后症状消失。

【按】 此为食积所致，故以调胃承气汤通达腑气以去食积。《金匮要略》中有调味承气汤治疗宿食呕吐的论述。

案例 7 李某，男，10 岁。小学生。1990 年 4 月 27 日就诊。胃脘时痛一年，消瘦，面黄无华，纳差，大便三日一次，较同龄儿童生长发育慢，查血：红细胞及白细胞低于正常，西医诊为"贫血"。多家医院以贫血、营养不良、缺钙等治疗，均未获效。特要求笔者诊治，诊时关脉滑，舌暗红，苔厚白腻。处方：山楂、神曲各 20 克，大黄 15 克，陈皮、连翘、白芍、莱菔子、法半夏各 10 克，枳壳 9 克，芒硝 6 克（后下）。每日一剂，水煎服。服药一剂后上吐下泻，吐出白痰，泻下水样污物，精神较前好转。待其稍平息后继续服药。服药 3 剂后，呕吐腹泻反应已无，胃脘痛已消失，进食较前倍增，状如常人。继服 2 剂后以除余邪，嘱其不能饮食过饱，忌食陈腐。半年后其父母诉，患者自治后身体健康，且身高增长 10 厘米。

【按】本案为小儿食积日久所致。尽管面黄无华，精神疲乏，但其胃脘胀满，按之痛，关脉滑，苔腻，均为一派实象。"大实有羸状"，其虚为假象，实为真象，故选用保和汤加通利泻下之品，实去而正气自复。脾胃气血生化功能正常则精神饱满发育正常。

案例 8 廖某，女，75 岁。农民。2014 年 9 月 10 日就诊。胃脘连及全腹部疼痛 10 天，到某医院经检查诊为：肠癌并发肠梗阻。腹部膨胀，脐部突出如拳头大小，大便一周未解，医院认为无法手术治疗，嘱家属放弃治疗。家属要求中药治疗，诊时患者痛苦欲死，寒战，脉弦细紧，舌暗红，苔厚白腻而干。处方：大黄 30 克，枳壳 15 克，芒硝、厚朴、白芍各 10 克，制附子 5 克。每日一剂，水煎服。服药 4 剂，大便泻下大量黑色污物，腹胀，脐突均消失，能进食，如常人。

【按】本案为大实之证。实结于内，寒热相兼，以大承气汤泻下实结，加制附子取其止痛之力。此为急则治标之法。

案例9　闵某，女，32岁。农民。2013年6月10日就诊。胃脘痛连及右腹5天，大便3日未行，脉滑，舌红，苔黄腻。西医诊断为"急性阑尾炎"，医院要求其手术，而患者拒绝手术，要求中药治疗。处方：大黄、败酱草各20克，牡丹皮、薏苡仁、桃仁各10克，芒硝、赤芍、木香、川楝子各8克。每日一剂，水煎服。服药5剂，胃脘痛及腹痛消失。随后以此加减治疗半月，形如常人，随访半年未复发作。

【按】阑尾炎常表现为胃脘部疼痛，因此易造成误诊。本案以大黄牡丹汤泻热破瘀、散结止痛，加败酱草清热解毒，加赤芍、木香、川楝子理气活血止痛。

案例10　刘某，女，43岁。工人。2013年8月21日就诊。胃脘痛三天，伴呕吐，口苦，大便干，寒热往来，口渴不欲饮，背酸痛，纳差。西医诊为"胆结石""胆囊炎"。诊时舌尖红，苔腻、黄白相兼。处方：柴胡、大黄、白芍、山楂、寻骨风各15克，法半夏、党参、砂仁、枳壳各10克，鸡内金、黄芩各8克，制附子6克，芒硝5克（后下）。每日一剂，水煎服。服药5剂，胃脘痛消失，随后以此方加减治疗半月，形如常人，随访半年未复发作。

【按】本案为少阳阳明同病，以小柴胡汤和解少阳，以大黄、芒硝等泻下阳明热结，加制附子、寻骨风、砂仁、鸡内金、山楂消积理气止痛。本方含有大柴胡汤，亦有大柴胡汤之意。

案例11　戴某，男，50岁。干部。1996年9月7日就诊。胃脘部经常胀痛4个月，伴腹泻日三至四次，有白色冻子，肠鸣，嗳气，纳差，消瘦，平素恶寒。诊时舌尖红，后部暗红，苔白腻，口干不欲饮，脉弦。西医诊为"慢性胃窦炎""慢性结肠炎"。处方：枳壳 15 克，法半夏 12 克，党参、生姜、黄连各 10 克，砂仁、茯苓、黄芩、白芍、木香各 8 克，干姜 6 克，甘草 5 克，肉桂 3 克，大枣 5 枚。每日一剂，水煎服。服药 8 剂，诸症消失。后以此方加减调理两个月而愈，随访三年未发作。

【按】本案系寒热错杂，虚实夹杂所致，以半夏泻心汤为基本方，健脾化湿，清热散寒，加砂仁、白芍理气和阴止痛，加肉桂增温阳散寒之力。

案例 12　叶某，男，33 岁。1995 年 11 月 4 日就诊。半年前胃脘部被钝物撞伤后，经常疼痛，夜间为剧，纳食，大小便如常人。诊时脉弦细，舌暗红有瘀块，苔薄白。处方：当归、桃仁、红花、甘草各 10 克，乌药 8 克，砂仁 6 克，五灵脂、川芎、牡丹皮、赤芍、延胡索、香附、枳壳各 5 克。每日一剂，水煎服。服药 10 剂胃脘痛消失，随访三年未发作。

【按】本案系外伤后致胃脘部气滞血瘀，以王清任的膈下逐瘀汤理气活血，化瘀止痛。加砂仁以增强止痛作用。

案例 13　吴某，女，51 岁。工人。2001 年 7 月 23 日就诊。胃脘痛，经常发作 3 年。得热则适，饥时加剧，呃逆，按之痛减，脉弦紧，舌淡红，苔白滑。西医诊断为"十二指肠溃疡"。处方：白芍 15 克，党参、茯苓、生姜各 10 克，桂枝、砂仁、旋覆花、代赭石、炙甘草、木香、陈皮各 8

克，大枣5枚。每日一剂，水煎服。服药5剂则症状基本消失。以此方为主调治半月，随访半年未发作。

【按】本案为脾胃虚寒所致，以小建中汤温中补虚，缓急止痛，加陈皮、木香、理气止痛，加党参、茯苓以健脾。

案例14 刘某，男，40岁。干部。2014年7月3日就诊。10天前因大量酒食过后，复伤于空调冷气，致胃脘胀痛，纳差，微咳，恶寒，身痒，每日下午低热，大便干结，口干。西医诊为"上呼吸道感染"。某医院以抗生素治疗5天，未见效果。诊时舌尖红，舌白腻干，脉弦滑。处方：石膏、大黄各12克，连翘10克，防风、荆芥、栀子、白芍、杏仁、柴胡、黄芩、苍术各8克，麻黄、甘草、芒硝（后下）、薄荷各5克，桔梗3克。每日一剂，水煎服。服药5剂大便通畅，恶寒、发热、身痒等诸症若失。

【按】本案为内伤外感之症，以防风通圣散作为汤剂，外以治风寒，内以泻下热结。

【讨论与体会】

胃脘痛，主要为脾胃出现病理变化所致。脾恶湿，为生痰之源。脾虚易生痰湿。另一方面，脾易被湿困，二者可致痰湿阻中，气机阻滞。脾主升，主运化，为后天之本。为气血生化之源，脾虚则清阳不升，影响气血化生，可导致气血亏虚。胃为六腑之一，六腑以通为顺，主降浊气，主受纳，主腐熟食物，胃失和则出现浊气不降，腑气不通，受纳失司，腐熟食物功能下降，容易出现食积。从另一个角度看，饮食不节直接损伤胃的受纳功能，故《内经》中说"饮食自倍，肠胃乃伤"。脾胃气机阻滞日久可以致血瘀，直接外伤亦可致血瘀；脾阳虚可致胃脘部失去阳气温养，气血失和。邪热伤胃，胃阴不足，胃络失去滋养。肝胆之邪易犯脾胃。脾易虚，脾阳易伤，而胃易实，易因积化热。因此，脾胃病很多都表现为虚实寒热错杂。如此种种，皆能成为导致胃脘痛的发病原因。

在治疗胃脘痛时，化痰湿、通腑气是很重要的两点原则。除此之外，血瘀者则活血，气滞者理气，阴虚有热者则滋阴清热，气虚则补气，阳虚有寒者则温阳散寒，外感内伤者则内外同治，少阳犯胃者则二者同治，寒热错杂者则寒温并用，虚实夹杂者则攻补兼施。总之要遵循辨证论治的原则，才能获效。

自张仲景至今，我们的先辈创立了丰富治疗胃脘痛的方剂，如：厚朴生姜半夏甘草人参汤、小柴胡汤、理中汤、小建中汤、藿香正气散、防风通圣散、诸承气汤、诸泻心汤、丹参饮子、血府逐瘀汤、膈下逐瘀汤、保和汤、竹叶石膏汤、平胃散等等。只要我们辨证准确，选方得当，绝大多数胃脘痛的治疗是有效的。

三、经方运用与治疗医案

（一）经方运用七法

临床上如何正确有效地运用经方，是需要认真探讨的问题。笔者就长期临床中运用经方体会，总结为七种方法。

1. 抓住主症

在疾病的众多症状中，要善于辨别并抓住主症。主症常是患者自觉最痛苦或是他觉最异常的症状，是患者疾病本质的外在表现。对于判断疾病的病因病机与治疗，可谓至关重要。根据主症再结合其他兼症，辨别疾病的性质、机转及所属脏腑、轻重缓急，然后选方用药。对此，张仲景在论述经方时做了很好的示范，常在条文中先列出主症，随后附上治疗方剂，有是症便用是方。笔者在临床上以桂枝汤治疗"自汗"、小青龙汤治"咳逆倚息不得卧"、桂枝麻黄各半汤治"身痒"、厚朴生姜半夏甘草人参汤治"腹胀满"等，都获得了很好的疗效。

2. 把握病机

临床审证求因，准确判断疾病的病因病机，然后合理选用经方。这是保证使用经方有效性的重要途径。《伤寒论》以六经辨证为纲，把疾病划分为六个阶段，阐明了它们之间的相互转化、兼夹等关系，并将每经病作逐层分解，最后判定具体的方证。脏腑辨证是《金匮要略》的主要特点。根据脏腑病理变化所反映的证候，反过来判断疾病的病因病机，然后选方用药。运用仲景这些辨证方法及其他辨证方法，临床上只要符合经方所治证的病机的疾病，不论其有无仲景所论述之经方所治的主症，都可使用该方治疗。如《伤寒类方汇参》中以乌梅丸治疗肝胃虚寒、寒热错杂之腹痛饮冷、睾丸肿痛、巅顶痛等，笔者则曾以此方治疗多例脾肾虚寒、寒热错杂之腰痛。

3. 重视经方配伍特点

根据经方的药物组成、配伍、功用等特点，可以将其更灵活地运用于临床。掌握经方的这些特点及经方中各种药物用量的比例，则是用方的前提。笔者曾治一位六旬慢性肾盂肾炎女性患者，症见全身浮肿，小便不利，腰膝软，时恶寒，脉沉细。前医以金匮肾气丸改作汤剂，服药八剂未见明显效果。细思之认为辨证选方无误，乃药物剂量比例没按经方规定。即将剂量比例改为：生地黄 32 克，山药、山茱萸各 16 克，茯苓、泽泻、牡丹皮各 12 克，桂枝、制附子各 4 克。服药三剂，症状基本消失。

4. 遵前人用方经验

自晋以来，历代医家应用经方积累了丰富的经验，主要分为三类：一类，根据张仲景论述的病证使用经方，如许叔微根据《伤寒论》148条以小柴胡汤治疗"阳微结"（《类证普济本事方》卷九）。曹颖甫以大承气汤治疗宿食下利（《经方实验录》）。二类，将经方灵活地用于治疗仲景未论述过的病证。曹颖甫以桂枝汤治疗脑疽（《经方实验录》）。《张氏医通》中以黄连阿胶汤治疗热伤阴血便红。三类，根据病证运用经方加减治疗，如吴鞠通以旋覆花汤加桃仁、紫苏子、川楝子、郁金等药治疗胁痛（《吴鞠通医案》）。

5. 学习仲景经方加减法

张仲景对经方加减的论述颇为严谨，主要表现为经方药味及其重量上的增减。其加减运用根据两条原则：一是根据疾病的症状变化。二是根据疾病的病机变化。前者如咳喘加厚朴、苦杏仁，渴加天花粉，胸闷去芍药等。后者如阳虚汗出加附子，阳明实结加芒硝，阳虚去芍药等。加减之法还表现在剂量轻重上的增减，如桂枝加桂汤、桂枝加芍药汤。值得重视的是，经方加减药味少，剂量严格，且疗效极佳。

6. 辨病辨证相结合

准确地辨病与辨证，进而合理选方用药。这在仲景著作中表现得尤为突出。《伤寒论》根据六经病的划分来确定疾病的大体范围，《金匮要略》则是根据类似的病因、病机或相似、或相关联的症状来对疾病归类。我们可通过这两种方法进行辨病，在此基础上辨证，确定具体的病因病机，然后才能选方用药。如辨病属奔豚者，进而应辨证确定其属肝郁化热上冲，抑或心阳不足寒气上逆，或心阳受损水气内停，然后才相应选用奔豚汤，或桂枝加桂汤，或茯苓桂枝甘草大枣汤。

7. 多方合用　更新治法

为了适应复杂多变的病证，有时需要多个经方合用。在病情比较复杂，表现症状较多的时候，应辨明疾病所属范围、病因病机、轻重缓急。既要重视疾病的主要方面，又要注意到疾病的次要方面。有时又要注意到与此主要方面并列的另一主要方面。对此，仲景提出了"并病""合病"等概念。在论治时，常有必要主次兼顾、或兼顾两个、或两个以上的主证。如柴胡桂枝汤治疗太阳与少阳同病；吴鞠通以小承气汤合小陷胸汤治痰热壅盛兼有腑实之三焦俱急、大热大渴之证（《温病条辨》）。曹颖甫用当归赤小豆汤合大黄牡丹皮汤，治肠痈出血较多者（《经方实验录》）。笔者曾以厚朴生姜半夏甘草人参汤合五苓散治疗一例肝硬化腹水属脾虚气滞、水气内停者，获满意疗效。

（二）当归芍药散治疗术后胃肠功能紊乱

当归芍药散出自《金匮要略》，原用于治疗妇人妊娠脾虚肝郁、肝脾不和而致的腹中疞痛。笔者在临床中用于治疗腹部手术后胃肠功能紊乱所引起的腹胀腹痛诸症，不论男女，均收到较好的效果。兹介绍一典型病例：李某，女，47岁。工人。1985 年 5 月 10 日就诊。10 年前因患卵巢囊肿而作卵巢切除术后，腹部经常胀满不适，时而作痛，肠鸣，大便时泻时结无规律，有时日泻七至八次，有时五至六日不解，且伴腰痛。经多方治疗，未见显效，后延笔者诊治。诊得其舌暗红，苔薄白腻，脉弦缓。检查：左侧腹部压痛，未触及包块，肠鸣音亢进（检查当天，患者已泻五次），实验室检查：上消化道造影无器质性病变。大便常规阴性。即辨证为肝郁脾虚，气血郁滞，予当归芍药散治疗。处方：当归20 克，白术、赤芍、白芍各 12 克，川芎、茯苓各 15 克，泽泻 10 克。日一剂，水煎温服。服药 8 剂，腹胀痛、肠鸣、腰痛等症消失，大便正常而有规律，左侧腹部已无压痛，肠鸣音正常。随访半年未见复发。

【按】笔者使用当归芍药散常改散为汤，赤芍、白芍同用。此方实为调和肝脾之剂。腹部手术亦属损伤，可致气血、脾胃受损，且术后多兼有气血郁滞而常出现上述诸症。当归芍药散既能健运脾胃，又能舒肝活血养血，故用之每获良效。

（三）奔豚汤新用

奔豚汤出自《金匮要略》，用于治疗奔豚证。笔者根据其组方配伍特点、方药功效，灵活地用于治疗十二指肠溃疡及瘿病等疾患，收到较好的治疗效果。现举例案如下。

1. 十二指肠溃疡案

吴某，女，42 岁。工人。1987 年 7 月 16 日就诊。患者胃脘部胀痛反复发作已三年，五个月前因饮食不调而再行发作加剧。经纤维胃镜检查，确诊为"十二指肠溃疡并浅表性胃窦炎"。于某医院西医内科病房及中医科病房使用多种中西药治疗近五个月，未见明显效果，遂来我院求诊。诊时症见：胃脘塞胀硬痛，连及背胁，饥饱皆痛，时缓时剧，纳差，食少，呃逆，呕吐酸苦水，消瘦，精神疲乏，面色萎黄，舌紫黯、苔薄白腻，脉沉弦细。予奔豚汤加枳实治疗。处方：甘草、川芎、当归、黄芩、白芍各 6 克，葛根 15 克，生姜、法半夏各 12 克，李根白皮、枳实各 10 克。每日一剂，清水煎服。服药 4 剂，胃脘胀痛明显减轻，食欲增进，但大便数日未解，上方加当归至 12 克，白芍至 10 克，继服 3 剂，药后大便通畅，胃脘痛基本消失，仅微胀不适，精神转佳。再以香砂六君子汤加减调理，服药数剂而诸症消失。三个月后胃镜检查示：十二指肠溃疡已愈合，未见胃窦炎征象。随访一年未复发。

2. 癔病案

杨某，女，45 岁。农民。1985 年 4 月 20 日就诊。10 年前患者因情志不遂而突然出现胃脘胀满，数分钟后即见意识模糊，四肢僵直，约 10 分钟后才逐渐清醒，但仍觉胃胀不适，头昏神疲，纳食减少，反复发作，一个月约一至两次，每遇情志不畅则发作频繁，胃肠钡餐透视，未见器质性病变征象。西医诊为癔病。多方治疗近10年，一直未愈，遂求笔者治疗。诊时适发作后五天。表情抑郁，精神不振，舌黯红、苔薄白，脉弦。予奔豚汤治疗。处方：甘草、当归、川芎、黄芩各6克，葛根15克，法半夏、生姜各12克，李根白皮、白芍各10克，每日一剂，水煎温服。服药8剂，胃脘部自觉舒畅，头目清爽，全身轻快，此后一直未发。

【按】奔豚汤方中生姜、半夏能解郁疏肝，散结化痰下气，甘草、葛根能缓急舒筋止痛，川芎、白芍、当归调理气血，黄芩、李根白皮苦寒清热下气。全方有疏肝解郁、散结下气、降逆止痛、舒筋清热之功。案一为脾气结于中、胃气逆于上之证，奔豚汤意在散结下气止痛、调理气血。加枳实以加强散结下气之力。案二为肝气横逆犯胃，上扰神志，气血逆乱，筋脉失养所致。奔豚汤能疏肝降逆，调理气血。加重白芍意在柔肝缓急，肝气舒，逆气降，气血自调而愈。

（四）乌梅丸临床运用浅识

笔者在临床上运用乌梅丸方治疗多种疾病，收到了较好的效果。介绍如下。

1. 头痛案

王某，女，40岁。1986年3月13日诊。巅顶头痛二年余，每遇风冷或月经来潮前发作。五天前因受凉而诱发，巅顶痛如针扎，连及左额，恶风寒，口干苦。舌体胖大，质暗红，有瘀斑，苔白腻微黄，脉弦紧。既往有痛经病史数年，至今未愈。以乌梅丸方加川芎治疗：乌梅、黄柏各 10 克，细辛 3 克，桂枝 9 克，川椒、党参、黄连、制附子各 6 克，干姜 5 克，当归 15 克，川芎 12 克。日一剂，水煎温服。5 剂后，头痛消失。继以乌梅丸内服半月以巩固疗效，至今已年余未见复发，并诉痛经之证也随之消失。

2. 咳嗽案

邹某，男，43 岁。1986 年 5 月 8 日诊。半月前，受寒后出现发热，咳嗽，胸闷等症，医务室予青、链霉素肌注治疗七天，发热消退，但仍咳嗽，痰黄稠，胸闷，背恶寒，双下肢关节酸痛，精神疲乏，纳差。诊见舌质暗红，苔黄腻而滑，寸关脉滑，尺脉沉弱。X 线透视提示：右肺中上部存在炎性改变征。处方：乌梅、制附子各 6 克，黄连、党参各 9 克，黄柏、当归各 15 克，细辛 3 克，川椒、干姜各 5 克，桂枝 10 克。日一剂，煎服。3 剂后，精神好转，背恶寒消失，胸闷，咳嗽减轻。继以上方加减治疗，服药 6 剂，诸症消失而愈。十余天后 X 线胸透示：右肺已无炎变征。

3. 腰痛案

徐某，男，29 岁。1985 年 10 月 3 日诊。腰部经常酸痛约一年。伤科诊为"腰肌劳损"。此次因身着湿衣而发作一周。症见腰部双侧酸痛，屈伸不利，局部喜温喜按，口干不欲饮。舌质暗红，苔白腻欠润，脉沉紧。处以乌梅丸用生姜水（即生姜打碎以开水冲之）送服，每次服 15 克，每日 3服。治疗半月，腰部酸痛消失，活动自如，嘱其注意休息，避风寒，并活动腰部。随访一年未见复发。

4. 腹痛案

刘某，男，42 岁。1986 年 5 月 17 日诊。近年来，脘腹经常胀痛不适，受寒及过食油腻生冷即发。发作时常伴恶心呕吐，口苦，纳差，大便溏泄，恶寒，自汗等症。西医诊为"胆石症"。刻诊：除见上述症状外，其舌胖大，舌苔黄腻滑，脉沉弦。即处乌梅丸治疗，以生姜水送服。治疗 30 余天，食欲增进，诸症消失。随访半年未复发。

5. 痹证案

刘某，女，46 岁。1985 年 4 月 14 日诊。1974 年冬，产后受寒，出现右下肢恶冷酸痛，遇阴雨天加剧。近年来右下挛痛，腰、膝关节活动受限，行走不利，X 线拍片示"腰椎增生性肥大"。西医诊为"根性坐骨神经痛"。曾多方用中西药治疗，仍时复发。现已绝经两年。刻诊：面黄少华，口干不欲饮，神疲畏寒，脉沉细数，舌淡，苔白厚腻，舌根部苔黄。直腿抬高试验强阳性。处方：乌梅、桂枝、党参、当归各 15 克，黄柏 12 克，黄连 3 克，细辛 4 克，干姜、川椒各 6 克，制附片、炙甘草各 10 克，赤白芍各 20 克。3 剂后疼痛明显减轻，精神好转。以上加减服 14 剂后，诸症消失，行若常人。直腿抬高试验阴性。再嘱其乌梅丸合六味地黄丸同服调理一个月。随访两年未复发。

6. 跌打损伤所致肿痛案

汪某，男，20 岁。1986 年 4 月 3 日诊。右踝关节扭伤10 余天，局部肿起，颜色暗红，胀痛难忍，关节活动不利。伴口干不欲饮，时而冷汗出。X 线拍片未见骨折及脱位。舌暗红，苔腻，脉沉弦有力。处方：当归、赤芍、乌梅、黄柏各 15 克，桂枝、黄连、制附片各 10 克，牛膝 20 克，细辛 2克，干姜 4 克，川椒 5 克。每日一剂，煎服，药渣加酒外敷。4 剂药后，肿胀消退，疼痛减轻。再以上方加减服 4 剂，药后诸症消失，踝关节活动自如。嘱其注意休息，内服三七片两瓶以巩固疗效。

【讨论与体会】

乌梅丸方出自《伤寒论》之《辨厥阴病脉证并治》篇，主治蛔厥和久利之症。原方中主药乌梅味酸涩，能和胃安蛔，收敛涩肠，养阴生津。桂附姜辛椒诸药能辛温助阳，祛风燥湿，散寒止痛。干姜又有温胃止呕之功。连柏苦寒清热燥湿，参归补益气血，桂枝与当归为伍又能通经活血。该方寒温并用，可治寒热错杂诸疾。柯琴说得好："乌梅丸为厥阴主方，非只为蛔厥之剂。"（《伤寒来苏集》）它还能治腹痛饮冷、睾丸肿痛、巅顶痛（《伤寒类方汇参》）。笔者临床体会：凡是寒热错杂、邪实正虚、气血阻滞所致之疾，都可酌情选用本方加减治疗。以上头痛案血瘀之征明显，故加川芍，以增强活血作用。咳嗽案痰热较甚，故重用黄连、黄柏以清热燥湿化痰。腰痛案则以寒湿为主，故以生姜水服药，意在助其散寒止痛。腹痛案有胃失和降之征，此以生姜水服药，则是助其和胃止呕。痹证案阴伤及气血亏损之象明显，故加重党参用量，另加赤白芍及炙甘草，以增强滋阴活血缓急止痛的功效。跌打伤案气血阻滞较甚，且疼痛较剧，故加重连柏用量以制桂附姜等药温燥之性，而主取其止痛作用。参不利于消肿，故去之。加赤芍、牛膝、酒，意在疏通气血。

使用乌梅丸方须注意以下几点：

（1）符合寒热错杂、邪实正虚、气血阻滞病机的疾患，方可选用。

（2）作汤剂一般不用蜜及苦酒。

（3）病情缓者多用丸剂，病情急者多作汤剂。

（4）用乌梅丸时，成人常每次服20克左右，儿童稍减。

（5）怀孕四至九个月一般不用。

（6）用于治疗蛔虫症时，最好忌香甜滑臭之物，尤其不能进甜食。

（五）厚朴生姜半夏甘草人参汤临床运用

厚朴生姜半夏甘草人参汤出于《伤寒论·太阳病篇》，用于治疗伤寒发汗后腹胀满症。笔者灵活用于治疗以下诸证，收到了较好的效果。

1. 咳嗽案

周某，男，46 岁。教师。1984 年 10 月 20 日就诊。患慢性支气管炎近十年。四天前受寒而发作。症见咳嗽，痰白稀，胸闷，微恶寒，纳差，神疲，舌质暗红，苔白滑，脉弦紧。处方：厚朴、法夏、生姜各 15 克，党参 12 克，炙甘草 6 克。每日一剂，水煎温服。3 剂药后，咳嗽、胸闷减轻，精神好转。上方加五味子 6 克，茯苓 15 克，继服 4 剂，诸症若失。

2. 臌胀案

陈某，男，43 岁。农民。1985 年 3 月 13 日就诊。患肝硬化病数年。近月来，纳差，食后腹胀，腹渐膨起，大便溏泻，小便少，神疲。舌胖大，边有齿痕，舌质暗红，苔白滑，脉沉弦。检查：腹水征明显。西医诊为"肝硬化腹水"。处方：厚朴、生姜、茯苓、通草各 15 克，法夏 10 克，红参、炙草各 5 克。每日一剂，水煎温服。8 剂药后，腹膨起已消，纳食增进，小便增多。检查已无腹水征。继以上方加减治疗月余，诸症消失若常人。嘱其注意休息，节制饮食，勿食肥腻厚味陈臭等，随访半年未复发。

3. 下肢瘙痒案

张某，男，36 岁。教师。1984 年 9 月 11 日就诊，双下肢经常瘙痒 4 年，遇阴雨天及水湿加剧，搔抓则易破皮流水。曾多方中西药治疗，效果不佳。刻诊：形胖，精神倦怠，舌胖大，舌质紫暗，苔白腻，脉沉细。处方：厚朴25克，生姜15克，法夏12克，党参、炙草各10克，每日一剂，水煎取汁，饭前温服。服药6剂，全身自觉轻松爽快，瘙痒消失。随访两年未复发。

【讨论】

厚朴生姜半夏甘草人参汤方中厚朴、生姜、半夏辛苦温，有理气除满、开痞散结、降逆化痰、燥湿除浊作用，人参甘草健脾益气。五药配伍则有消不伤正，补不留滞，消补互济之妙。根据笔者体会，凡是脾气虚弱、痰湿内停所致病症皆可选用本方加味治疗。案一痰浊阻肺兼有气虚，故原方予之。案二水湿中停较剧，故加通草茯苓以利水湿。案三湿浊下注为主，故重用厚朴以下行化湿除浊。使用本方时须注意朴、姜、夏用量必须大于参草，否则有助满留滞之弊。

（六）风引汤的临床运用

风引汤出自《金匮要略》"中风历节脉证并治篇"，笔者根据其组方思想，将其应用于临床治疗多种顽固性病症，每每收到很好疗效。

1. 震颤

张某，女，40岁。2014年8月20日就诊。头及双手经常不由自主颤抖 3 年，脑部 CT 未发现异常现象。西医不能确诊具体疾病。遇天气转变或情绪激动时症状加剧，时有心慌，口微渴，夜尿多，身体无其他不适，诊脉弦细，舌淡红，苔薄白。处方：赤石脂、白石脂、寒水石、滑石、甘草各 5 克，紫石英、石膏、干姜各 6 克，桂枝、大黄各 8 克，煅龙骨、煅牡蛎各 10 克。每日一剂，水煎服。服药 15 剂，头及双手震颤消失，随访两个月未发作。

【按】此病为阴阳不能沟通、寒热失调而动风所致。风引汤恰能沟通阴阳，祛寒清热而熄风。

2. 耳鸣耳聋

李某，男，45 岁。1998 年 3 月 4 日就诊。双侧耳鸣耳聋 4 年。西医检查：双耳听力下降，以右耳为重，未发现器质性病变，诊为"神经性耳聋"。多方治疗未见效果。诊时患者伴有失眠，脱发，口微渴，大便微结，腰腿痛，遇寒加重，脉细稍数，舌尖红，苔白薄。处方：桂枝 8 克，寒水石、滑石、赤石脂、白石脂、大黄、干姜、甘草、紫石英各 5 克，石膏、煅龙骨、煅牡蛎各 10 克，生地黄 20 克，枣仁、茯苓各 15 克。每日一剂，水煎服。连服 10 剂，耳鸣耳聋症状减轻。后以此方加减调治一个月，耳鸣消失，左右耳听力恢复接近正常。

【按】此案为阴液亏虚、热邪上扰清窍与阳虚寒湿留滞腰腿同见。以风引汤寒温并用、调理升降，加生地黄滋阴以助沉降浮阳，加茯苓安神、降浊、利窍。

3. 口舌生疮

王某，女，38 岁。1999 年 10 月 20 日就诊。口舌生疮，经常发作 5 年。西医诊为"复发性口腔溃疡"。五年前一次吃火锅后喝较多冷饮，因此而口舌生疮。剧时口唇肿起，讲话及用餐疼痛难忍。使用抗生素才能得到控制。曾有医用甘草泻心汤及清热化湿解毒药治疗，均未能奏效。平素大便溏泻，每日两次。诊舌尖红，苔白腻欠润，脉弦数。舌与口腔黏膜可见多处溃疡点。处方：大黄、干姜、甘草、煅牡蛎、白石脂、紫石英、黄连、砂仁各 8 克，赤石脂、煅龙骨、寒水石、法半夏、茯苓各 10 克，苦参、石膏各 15 克，肉桂 3 克，滑石 5 克。每日一剂，服药 8 天，口腔溃疡完全消失，大便转为正常。后以甘草泻心汤加味调理半月，随访一年未复发。

【按】此病为胃热脾寒、湿与热结所致，以风引汤寒热并用，加黄连、法半夏、砂仁、茯苓以增清热燥湿之力，以肉桂易桂枝意在温下之元阳，引火归元，与黄连为伍，有交通阴阳之意。

4. 头痛

王某，女，54 岁。2010 年 8 月 14 日就诊。三年来，头闷痛，经常发作，每次遇到天气剧变则加剧。常伴项强，恶风寒，口渴，自汗出，心悸，烦躁，大便干结，双脚心发热。西医诊为"血管性头痛"。多方中西药治疗未见显效。

诊时，舌暗红，苔薄白腻，脉弦。处方：煅龙骨、煅牡蛎各15 克，法半夏、白芍各 12 克，川芎、寒水石、紫石英、滑石粉、甘草、大黄、生姜各 8 克，茯苓、牡丹皮、桂枝、苍术各 10 克，赤石脂、白石脂各 5 克，干姜 6 克，大枣 5 枚。每日一剂，水煎服。10 剂药后，诸症消失，随访一年未复发。

【按】此为上寒下热之症。以风引汤为主治之，加茯苓、陈皮、法半夏、苍术祛湿降浊，加白芍、川芎、牡丹皮柔阴活血止痛。

5. 鼻衄

徐某，男，18 岁。2012 年 11 月 2 日就诊。一年来经常鼻出血，每月三次左右，每次临时止血后，数天又行发作。西医诊为"慢性鼻窦炎"。曾用三黄泻心汤、十灰散等中药治疗均未获显效。常伴口苦面红，纳差，腹胀，大便稀溏。诊脉弦数，舌尖红，苔白腻欠润。处方：煅龙骨、煅牡蛎各15 克，大黄 12 克，赤石脂、生地黄、党参各 10 克，干姜、制附子、甘草各 5 克，白石脂、寒水石、黄芩、紫石英、砂仁各 8 克，滑石粉、白术各 6 克，肉桂 3 克。每日一剂，水煎服。服药 2 剂，鼻血立止，日泻下 10 余次。后减大黄至 5克，继服 5 剂，面红口苦等症消失。后以温胆汤加味调理一周，随访两年鼻衄未曾发作。

【按】此案为阳虚不能化湿、湿与胃火相结于中、湿热熏蒸于上，迫血妄行。风引汤既能降火化湿，以治妄行之血，又能通阳温下驱寒，以治其本。以肉桂易桂枝旨在引火归元，加制附子既加强温阳之用，又能防止寒凉之药性太过。加党参、白术、砂仁以健脾祛湿，加黄芩增强清热凉血之功。

6. 呕吐

谢某，男，50 岁。1997 年 5 月 3 日就诊。经常呕吐三年。西医诊为"慢性胆囊炎"。每吃油腻食物或饮食过饱则发作。诊时，已呕吐三日，每日呕吐两至三次，吐出食物及苦水。胸脘胀满，不欲食，口干苦，腰背酸痛，背恶寒，心烦，大便微结，舌尖红，苔白腻浮黄，脉弦细稍数。处方：大黄、法半夏各 12 克，石膏 10 克，干姜、桂枝、柴胡、煅龙骨、煅牡蛎、紫石英、黄芩、白芍、枳壳各 8 克，滑石、甘草、寒水石、砂仁各 5 克。每日一剂，水煎服。服药 7 剂后，呕吐止，其他症状消失，随访一年呕吐未复发。

【按】此案为寒热交错、胃气上逆、并见少阳邪热之征。风引汤去石脂之收涩，加柴胡、黄芩、法半夏、白芍、砂仁、枳壳既能清热散寒、镇降逆气，又能理气化湿。

7. 便秘

白某，女，38 岁。2003 年 7 月 8 日就诊。便秘 10 年。10 天左右才大便一次，排便困难，经常服用泻药以解除排便之苦。就诊时见小腹胀，口渴，心烦，双下肢恶寒，舌尖红，舌中部苔白厚腻欠润，脉沉弦。处方：大黄 12 克，石膏 10 克，生龙骨、生牡蛎各 20 克，滑石、紫石英、桂枝、甘草、乌药、小茴、干姜各 8 克，白芍 25 克。每日一剂，水煎服。连服，7天。再诊，大便通畅、腹胀消失，下肢恶寒减轻，守上方大黄改为5克，加白术5克，服药10剂，此后排便正常，其他症状基本消失。随访一年未复发作。

【按】本案为本寒标热、脾胃升降失常所致。故以风引汤减去大寒之寒水石、涩肠之赤石脂、白石脂，加小茴、乌药温阳理气，加白芍柔阴通便。

8. 出血性紫癜

蔡某，男，45岁。2007年4月就诊。患者双下肢可见密集紫红色斑点，微痒5年。西医诊为"出血性紫癜"。多方中西药治疗效不显。诊时伴见：小便清长，口微渴，时恶寒，舌尖红，后部暗红，苔白腻，脉弦细。处方：桂枝、牡丹皮、连翘、防风、石膏、煅龙骨、煅牡蛎、苍术各10克，大黄、牛蒡子、干姜、荆芥、赤芍、甘草各8克，紫石英、寒水石、滑石各4克，生地黄20克。每日一剂，水煎服。服药8剂后，皮下斑点消失大半。继以此方加减治疗月余诸症消失，随访5年未复发。

【按】本案既有阴虚血热征，又有阳虚内寒象，并挟风挟湿。表现为内寒外热，故以风引汤加祛风除湿、滋阴凉血、清热解毒药治疗。

9. 顽固性荨麻疹

李某，女，35岁。2004年2月18就诊。三年来全身皮肤经常出现风疹块，瘙痒难忍，时隐时现。西医诊为"慢性荨麻疹"。常伴有恶寒，少汗，口干苦，微渴，干呕，大便微结，诊脉弦，舌尖红，苔白薄欠润。处方：煅龙骨、煅牡蛎、石膏各 15 克，苦参、生地黄各 20 克，干姜、防风、法半夏、苍术、甘草、寒水石、牛蒡子、荆芥各 8 克，大黄、桂枝各 10 克。每日一剂，连服 10 剂，风疹出现的次数减少，发作时间缩短，瘙痒程度减轻。后以此方加减治疗月余，诸症消失。

【按】此病为风寒湿热搏结于肌表而发病。以风引汤寒温并用、祛风除湿，加荆芥、防风、苍术、牛子透邪外出，加法半夏以降气，加苦参清热祛湿解毒止痒。

10. 盗汗

毛某，男，62 岁。2008 年就诊。3 年来几乎每天夜间凌晨 3 点出现盗汗，以致汗透睡衣，多因汗湿之凉而醒，醒后常有恶寒。伴有腰膝酸软，手心发热，夜尿多，口微渴喜热饮等症。西医检查排除结核等感染性疾病。有医曾用滋阴清热、补气固表等方药治疗，均未获效。诊脉弦细，舌淡、苔薄白。处方：生地黄 20 克，制附子 3 克，黄芪 30 克，牡丹皮、地骨皮、大黄、赤石脂、白石脂、桂枝、石膏各 8 克，煅龙骨、煅牡蛎各 15 克，干姜、甘草各 6 克，寒水石、滑石、紫石英各 5 克。服药 10 剂而盗汗消失，随访三月未复发。

【按】此阴阳两虚之证，阴虚而致浮热、盗汗，阳虚不能固表而致阴液外泄，故以风引汤平衡阴阳，加生地黄、牡丹皮、地骨皮、白芍以滋阴，加制附子以补阳，加黄芪补气固表。

11. 顽固性恶风冷

曾某，男，54岁。2001年5月6日就诊。恶风冷20年。西医检查未见与此相关的病理体征。曾使用桂枝加龙牡汤、黄芪建中汤、金匮肾气汤、当归四逆汤、附子汤等方治疗，均未获效。患者诉：经常着较多衣服以避风寒，即使是夏天仍穿衣较厚，口渴喜冷饮，动则汗出，大便微结，诊脉弦细，舌暗红，苔白腻欠润。处方：煅龙骨、煅牡蛎、石膏各15克，桂枝、大黄、赤石脂、紫石英、白芍各8克，天花粉12克，干姜、滑石、甘草、寒水石各5克。每日一剂，水煎服。7剂药后，恶风冷、口渴诸症消失。

【按】此案为外寒内热之征。阳虚为本、郁热为标，故以风引汤寒温并用、沟通内外阴阳，加天花粉、白芍意在增强滋阴生津之力。

12. 偏身发热

张某，男，34岁。1999年10月7日就诊。3年来，左侧身体微发热，少汗，右侧微恶风，身体无其他症状。诊脉缓，舌淡，苔薄白，体温检查属正常范围。前医用过柴胡汤、桂枝汤、柴胡桂枝汤等，均未能获效。处方：干姜、桂枝、白芍、柴胡、紫石英、大黄各8克，煅龙骨、煅牡蛎各10克，寒水石、滑石、甘草、赤石脂、白石脂、生姜各5克，大枣5枚。每日一剂，水煎服。服用6剂后，偏身发热消失。

【按】此病为左右阴阳失调。风引汤以平衡左右之阴阳，加柴胡以散浮热，加白芍和营柔阴。

【讨论】

"阳气者，若天与日，失其所则折寿而不彰"，"阳在外，阴之使也""阴在内，阳之守也"。阴阳应各司其职，相互平衡，相互沟通，相互济养"。心火下蛰于肾水，才不致肾水寒凉。肾水上济于心，才不至于心火过亢。阳气固秘才不致阴液外泄。阴液内养才不至于阳气外散。只有这样才能"阴平阳秘，精神乃治"，"阳虚生外寒，阴虚生内热"。阴阳失调不能相互交济，沟通，寒热错杂，如同大自然寒热气流失常一样，能致动风，升降失常，上热下寒，下热上寒，内热外寒，内寒外热，左热右寒，右热左寒等顽固性、难治性、少见的病证。风引汤恰有平衡沟通阴阳，除热散寒，重镇熄风，升清降浊之功效。

风引汤的组方共 12 味药，大黄、寒水石、滑石、石膏、牡蛎为寒凉药，干姜、桂枝、赤石脂、白石脂、紫石英为温热药，甘草与龙骨性平和，全方寒凉药与温热药之药味大抵相等，并且用量相近，则有平衡调节阴阳寒热的作用。药味用量轻，取其调和平衡之意。临床根据病情可调整寒温药药味及用量之间的比例，根据临床可作合理的加减。这才是正确使用此方的方法。此方扶正之药少，大虚之证忌用，单纯热证或寒证亦不宜选用。

（七）经方治便秘

笔者在长期临床诊疗过程中经常使用经方治疗便秘，每每收到良好效果。

1. 小柴胡汤案

李某，女，46 岁。1984 年 3 月 25 日就诊。近一个月来，患者大便干结，三至四日一次，排便困难，伴口干苦，胸脘不适，纳食减少，服用泻药大便稍通，停药则如故，西医诊断为"慢性充血性胃窦炎"。诊脉弦，舌尖红，苔薄白。处方：柴胡 15 克，黄芩、党参、炙甘草各 10 克，法半夏、生姜各 12 克，大枣 5 枚，枳壳 8 克。每日一剂，水煎服，服药 5 剂，大便顺畅通利，每日一次，其他症状消失。

【按】本案为少阳邪热逆犯中焦，胃气不和，浊气不降所致。选用小柴胡汤和解少阳，疏肝清热，和胃降逆，加枳壳以助舒畅气机。《伤寒论》第 230 条指出小柴胡汤治便结的机理是"上焦得通，津液得下，胃气因和"，胃气和则浊阴降，大便自通。

2. 桃核承气汤案

吴某，女，43 岁。1989 年 10 月 13 日就诊。两年前，患者从两米高处跌下，而致腰痛，小腹时痛，大便干结，四五日一次，排便困难。X 线检查：腰椎及骨盆均未发现骨折征象，曾多方中西医治疗，效不佳。每服用泻药则便通，停药则症状如前，诊时脉沉弦，舌暗红，苔薄腻。处方：桃仁15 克，桂枝 10 克，炙甘草、穿山甲、芒硝各 8 克，大黄 20克。每日一剂，水煎服，服药后泻下许多黑色大便，5 剂药后，大便顺畅，每日一次，腰腹痛诸症消失，随访三月，未复发作。

【按】《伤寒论》中桃核承气汤是治疗蓄血证的方剂。本案因跌伤而致血瘀于腰腹，气血阻滞，腑气不通，只通便而不活血化瘀，则难以奏效。只有活血化瘀与通便同用，方能瘀血得去，腑气得通，故选用桃核承气汤破血化瘀，通便下结，加穿山甲是增强其破血化瘀之力。

3. 小陷胸汤案

赵某，女，48 岁。1998 年 6 月 5 日就诊。半月来，胃脘胀满不适，按之痛，纳差，口干不欲饮，大便结，三日一次。某医院作超声波检查后，诊断为"胆结石症"。诊脉弦，舌尖红，苔白腻欠润。处方：黄连 8 克，瓜蒌仁 15 克，法半夏 12 克，杏仁 10 克。每日一剂，水煎服，连续服用 8剂，大便通畅，每日一次，胃脘部胀不适消失，纳食正常。嘱其注意饮食节制，随访两个月症状未复发作。

【按】小陷胸汤为热结心下之陷胸证而设。此患者痰热结于中上焦，胃失和降而致大便不通。以小陷胸汤清热化痰散结，宣畅气机，加杏仁宣肺以助降浊，气机顺畅，升降正常则便结自愈。

4. 竹叶石膏汤案

徐某，男，42 岁。1983 年 3 月 4 日就诊，便秘一年，大便困难，常六七日不排便，自感胃部时而发热，口干苦，渴喜饮，纳食差，时呃逆，西医诊断为"慢性胃炎"。曾多方治疗，效果不佳。诊时脉细，舌尖红，苔薄白欠润。处方：竹叶、炙甘草、枳壳、生姜各 10 克，石膏 20 克，法半夏、党参各 12 克，麦冬、粳米各 30 克，大枣 5 个。每日一剂，水煎服。10 剂药后，食欲增进，大便畅通，二日一次，口干、胃部发热等症消失。

【按】患者为邪热扰胃，胃阴不足之证，胃阴不足则胃肠燥，燥则大便干结，故选用竹叶石膏汤，清热生津、滋阴润燥、益中和胃，加枳壳理气以助降浊。

5. 桂枝加芍药汤案

李某，男，70 岁。1989 年 5 月 6 日就诊。便秘年余，常一周才排便一次，排便困难，伴有恶寒，时腹痛，口不渴，诊脉沉细，舌胖，舌质淡，苔薄白腻。处方：桂枝、炙甘草、生姜各 15 克，白芍 30 克，大枣 5 个。每日一剂，水煎服。服药 10 剂，排便顺畅，大便二日一次，腹痛，恶风寒等症消失。

【按】本患者阳虚脾失健运，胃肠失去阴液之润养而致便秘。以桂枝加芍药汤，温运脾阳，和阴润肠缓急，则便秘自愈。此方较小建中汤少一味饴糖，后者健运中焦脾胃作用更为明显。所以，此类便秘虚甚者可选用小建中汤治疗。

6. 桂枝附子去桂加白术汤案

徐某，男，54 岁。1986 年 6 月 7 日就诊。患类风湿性关节炎，已三年经常上下肢关节酸痛，遇寒加重，近一月来大便干结，排便困难，四五日一次。诊脉沉弦，舌暗红，苔白滑。处方：黑顺片 12 克，白术 30 克，炙甘草、生姜各 15克，威灵仙 20 克，大枣 5 个。每日一剂，水煎服。服药 7剂，大便顺畅每日一次，肢体关节疼痛减轻。

【按】桂枝附子汤是《伤寒论》中治痹证的重要方剂，桂枝辛温外散风寒，附子辛热温经逐寒止痛，甘草、生姜、大枣调和营卫，去桂是防其耗损津液而使肠燥加重，加白术意在补脾使脾运正常、水津四布、肠道润泽而便通。此患者便秘辨证恰为此方所宜。

7. 三物白散案

叶某，42 岁。1992 年 8 月 2 日就诊。因口干燥等至某医院诊治，认为其为阴虚内热所致，予知柏地黄丸服用半年，此后则出现胸脘胀闷，大便干结，七日一次，伴有口中时吐白痰，恶寒，纳差等症，出现此症已有年余。曾做 X 线检查，双肺胸膈均未发现异常征象，经胃镜检查后西医诊为："慢性糜烂性胃窦炎"。多方中西医治疗，症状未见缓解，诊时症见：口不渴，小便清长，脉沉实，舌胖，苔白滑。处方：川贝、桔梗各 6 克，巴豆 4 克，三药为散末，共为一料，以热米汤冲服半料，服药后约半小时，腹泻如水注，臭秽，日泻下 10 余次，次日，胸脘豁然，纳食增进，此后大便两日一次。后以米粥调养半月，大便恢复正常，其他症状消失。

【按】患者长期服用滋阴清热药，导致寒痰结于胸，《伤寒论》称此为寒湿结胸，进而致气机不通，浊阴不降，故大便秘结。以三物白散辛热散寒，峻下寒结，宣肺化湿。

8. 大黄附子汤案

闫某，女，57 岁。1984 年 8 月 7 日就诊。近一月来，患者大便干结，排便困难，五日一次，左侧腹部时而胀痛，口干不欲饮，时热时寒，经 X 线检查诊为："左侧输尿管结石"。对症治疗，腹痛时有缓解，其他症状未见明显变化。诊脉弦，舌尖红，苔白腻干。处方：大黄 15 克，制附子 8 克，细辛 6 克，金钱草 20 克，延胡索 8 克。每日一剂，水煎服。服药 5 剂，大便每日泻下三、四次，腹痛基本消失，停药后，大便基本正常，后 X 线检查，已未见输尿管结石。

【按】此患者为寒热错杂、湿热内结、浊气不降所致，故选用大黄附子汤，温阳散寒，通便下结，寒温并用，加金钱草清热利湿排石，加延胡索理气止痛。《金匮要略》中此方用于治疗"胁下偏痛，发热，其脉紧弦"，根据其组方，实则为寒热并用之方。

9. 金匮肾气丸案

杨某，男，70 岁。2005 年 10 月 11 日就诊，便秘 5 年，约一周排便一次，且排便不畅，伴有小腹时胀不适，夜尿多。曾多种泻药治疗，用药时则大便稍通，停药则便秘如故，就诊时脉沉细，舌胖，苔白薄腻。选用金匮肾气丸，改丸为汤。处方：熟地黄 32 克，山茱萸、山药各 16 克，茯苓、泽泻、牡丹皮各 12 克，牛膝 10 克。每日一剂，水煎服。服药 10 剂，大便顺畅，两日一次，夜尿减少，后改为金匮肾气丸，连续服用一月。

【按】肾主二便，阴阳两虚，肾气不足，气化无力，则可生便秘之证，通阳化气以助肾之气化，滋阴则能润泽肠道，肾气足则能增强肠道传导之动力，金匮肾气丸正有此功，加牛膝意在引浊气下行。老年便秘属阴阳两虚、肾气不足之患者，临床较为常见，金匮肾气丸常能获得较好效果。

10. 厚朴生姜半夏甘草人参汤案

刘某，女，35 岁。1996 年 11 月 3 日就诊。半年前患者始患便秘，大便四五日一次，排便不畅，脘腹时而作胀，纳食则腹胀加剧，某医院胃镜检查后诊为"慢性糜烂性胃炎"。曾多方治疗，症状偶有缓解，均未见显效。诊时脉弦细，舌胖，暗红，苔白腻。处方：厚朴、生姜各 25 克，党参 15 克，法半夏 12 克，炙甘草 8 克。每日一剂，水煎服。服药 7 剂，服药期间，矢气不断，大便通畅，一日一次，腹胀消失，纳食增加。随访三月，便秘未见复发。

【按】《伤寒论》专为脾虚气滞而设厚朴生姜半夏甘草人参汤。此患者便秘正是脾虚气滞所致，故用之显效。岳美忠在《岳美中论医集》中，考证了《伤寒论》中所用人参，相当于我们现在所使用的党参，故此案用党参。

11. 当归芍药散案

张某，女，16 岁。1994 年 8 月 7 日就诊。患者便秘两年，经常近 10 日大便不解，常使用泻药，才有所缓解，月经来时则腹胀乳胀。诊时舌暗红，苔白，脉弦。处方：当归、白芍、白术各 15 克，川芎、泽泻、茯苓各 8 克，枳壳 12 克。每日一剂，水煎服。服药 10 剂，大便通畅，二日一次，后以此药为蜜丸服药两个月，便秘症消失，随访两年未复发。

【按】当归芍药散是张仲景用以治疗妇人肝郁脾虚致腹痛的有效方剂。此患者便秘为肝郁脾虚、气血不和所致，以此方加重当归、白芍以柔阴润肠，加枳壳以畅气机。

12. 柴胡加龙牡汤案

周某，男，44 岁。2009 年 8 月 20 日就诊。感冒后便结，7 天未解，时寒时热，胸闷，烦躁不安，心慌失眠，口干苦。诊脉弦，舌尖红，苔白腻欠润。处方：柴胡、枳壳、桂枝各 15 克，党参、黄芩、法半夏各 12 克，大黄、茯苓、煅龙骨、煅牡蛎各 20 克，生姜 10 克，大枣 5 个。每日一剂，水煎服。服药 4 剂，泻下 10 余次，自感神清气爽，诸症消失。此后大便每日一次，随访两个月，未复发作。

【按】张仲景用此方治疗少阳与阳明同病，热结于里，邪气弥散，上扰心志。方中柴胡、黄芩、半夏和解少阳而清热邪，以参桂姜枣顾护正气，以大黄泻下热结，使邪有去路，以龙牡重镇安神，以茯苓宁心健脾利湿，加枳壳以理气降浊。此患者辨证正符合此方所治。

13. 炙甘草汤案

徐某，女，52岁。2004年9月19日就诊。患者便秘两年，常七八日才大便一次，排便困难，伴有口干，失眠心慌，腰酸痛等症。经常使用麻仁丸、番泻叶、大黄等药，时有缓解。西医诊断为"甲亢"。已使用西药治疗，但仍排便困难，诊时脉细，舌尖红，苔薄白少。处方：生地黄50克（冷水浸一宿），生姜、党参各12克，桂枝10克，大枣10个，麻仁15克，阿胶8克，炙甘草20克，米酒50毫升。每日一剂，水煎服。服药7剂，大便通畅，随访二个月，便秘未曾发作。

【按】炙甘草为心阴心阳两虚致的"心动悸，脉结代"而设。此方以滋阴养血为主，辅以通阳补气，使阴血得补，阳气得复，气血和畅，滋养阴血能润胃肠之燥，通阳补气能助脾之运化。阴阳两虚之大便干结者，此方用之效果明显。此患者便秘正是阴阳两虚、阴虚为主所致。

【讨论与体会】
脾胃居中焦，为人体上下之枢纽，为后天之本，为气血生化之源。脾主升，一是升清阳的作用，使人头脑得到清阳的煦养，保证耳聪目明，头脑清醒，而不至产生耳鸣，眼花，头晕，意识不清等等症状。二是使清阳之气到达体表，以温养表皮。三是使气血津液有效合理输布于全身。脾主四肢是指四肢有赖于脾主升阳的功能,"清阳走四肢"即是指此。清阳不升则影响胃主降浊之功能,反之胃主降的功能异常严重影响脾主升的功能。脾胃存在着不可分割的络属、表里、阴阳、互根的密切关系。

胃主降。其降浊的功能,一是排泄大小便,使人之浊气外出。二是使人之阴液精华下沉以补肾精,此所谓后天滋补先天。三是使人体浊阴精华向里沉聚以滋润脏腑,"浊阴走五脏",则是指此。

脾主运化,一是输布气血津液至全身,促使胃肠运动,二是化生气血水谷精微。三是使人体水湿通过运化而不至于滞留为湿为痰为饮,"诸湿肿满,皆属于脾"。

胃主受纳是指作为仓廪之官,是接受容纳水谷饮食的场所。胃有腐熟食物的功能,也就是消化食物,受纳腐熟功能异常则会出现气滞、浊气不降、食积等等。胃主燥是指胃阳有燥化功能,若因热燥化过度则致胃阴受损,不能润肠可导致大便干结。

《内经》说:"大肠者,传导之官,糟粕出焉。"大肠有形成大便,输运糟粕残渣至体外的功能。大肠既不能水湿过多,亦不能津液少而干燥,大便的输转还有赖于胃肺之气的降浊功能。有赖于阴津之润泽,有赖于脾气健运,有赖于阳气之动力,有赖于大肠自身正常的功能发挥。肾之气化是全身各种机能的原动力。那么大小便的排泄都与肾气有关,故说肾主二便。

总之便秘的形成与脾胃、大肠、肾、肺关系最为密切。燥热、痰饮、宿食、气滞、血瘀等等皆可形成便秘。气虚、阳虚、阴虚、津液不足、阴阳两虚等都能导致便秘。

　　《伤寒论》《金匮要略》方剂称为"经方"。经方特点是组方简洁严谨，配伍科学合理，临床应用合理，效果非常好，故称为"群方之祖"。张仲景特别重视对脾胃的保护，无论是脾胃本身之病，还是其他脏腑病都注重保护脾胃，在很多处方中都使用了生姜、大枣、炙甘草相伍以健脾和胃。《伤寒论》将便秘大致分为两大类：阴结与阳结。张仲景对便秘的发病机理、证型、治法、方药都有较详细的阐述。《伤寒论》113 首方中有 21 首方，约占五分之一。《金匮要略》205 首方剂中有 26 首方，约占八分之一，是明示有通便作用的，可见通便在疾病治疗中多么重要。

　　《伤寒论》《金匮要略》中提出了几十首治疗便秘便结的方剂，确定一些基本治法。从寒热角度，有寒下之承气汤类方剂，有热下之三物白散，有寒热并用通大便的附子泻心汤、柴胡加龙牡汤、大黄附子汤等。从虚实角度，有攻实的承气汤、大枣汤、大陷胸汤、下瘀血汤、桃核承气汤。有补虚的桂枝加芍药汤、桂枝附子去桂加白术汤等。有虚实同治的柴胡加龙牡汤等，还有外用通便的猪胆汁、蜜导煎。有峻下通便的，也有缓而通便的，还有通过调理脏腑功能而达到通畅大便的。

　　小柴胡汤通过疏肝理气和解少阳、和胃降逆而通达大便。大承气汤、调胃承气、小承气汤，通过泻下热结而治热结于胃肠或宿食停于胃肠的便结之症。大柴胡汤、柴胡加大黄芒硝汤，既和解少阳，清除邪热，又通下阳明腑实。桃核承气汤、抵当汤、下瘀血汤都是破血活血通便，以治血瘀而致的大便不通者，或者是大便不通而导致血瘀者，而大黄䗪虫丸、抵当丸则是峻药缓用，均有缓慢活血化瘀通便的作用。麻子仁丸是清热润燥通便以治"脾约证"。附子泻心汤，治疗寒热互结于心下之痞证，寒温并用，通下大便。三物白散，用于寒湿结胸。其热下之功剧，功在攻寒逐水，破结通便。茵陈蒿汤，通便清热利湿以治黄疸，栀子大黄汤与之功效相似。桂枝加芍药汤，通阳和脾通便。桂枝加大黄汤，外解太阳表证，内泻阳明腑实。桂枝附子去桂加白术汤，散寒温阳，促进脾之运化以通便。柴胡加龙牡汤，通阳散寒，泻热通便，健脾益气，重镇安神，用于治疗寒热混杂，正虚邪扰，心神不安，大便不通。大黄牡丹皮汤，消肿散结，泻热破瘀通便，用以治肠痈。厚朴三物汤、厚朴七物汤均治疗以气滞为主的大便不通。厚朴大黄汤，能破气通便逐水，治疗气滞饮停之支饮。十枣汤、甘遂半夏汤都是通过通便逐水而治饮证。己椒苈黄丸能通便逐水，治疗口舌干燥，腹满，肠中有水气，水热滞结于肠中，气机不畅，大便不通。木防己去石膏加茯苓芒硝汤，治疗正虚水饮内结，大便不通者。

通便作为治疗手段，不只是单纯的通便，治疗便结或便秘，还是调节人体机能的重要手段，也是驱邪，使邪有去路的重要方法。因此，即使没有便结或便秘者，根据病情亦可使用通便之法。

另外，在《伤寒论》《金匮要略》中，有的方剂虽然没有明显提示有通便作用，但根据其药物组成，亦可治疗有的类型的便秘，如阴液不足引起的大便干结者，可选用芍药甘草汤。兼有阳虚者，附子芍药甘草汤可选用。阴虚为主气血不足，兼有阳虚引起便秘者，可选用炙甘草汤。肝郁脾虚、气血不畅引起的便秘者，可选用当归芍药散。

总之，只要根据辨证论治的基本原则，合理灵活选用经方治疗便秘或便结，大多都能收到较好的效果。

张仲景使用通便方法严谨，辨证细致，选方用药精妙。其方法方药论述都是值得我们继承发扬光大。

（八）桂枝汤验案

冯某，男，60 岁。2004 年 8 月 3 日就诊。每晚寒热往来，20 余天不解。曾至某地三家医院诊治，查血常规各指标属于正常范围，查疟原虫属阴性，经用抗生素诊断性治疗也未曾有效，有医用小柴胡汤为主方治亦未获效，遂求笔者诊治。细问得知，时值盛夏，患者去台湾旅游，每日乘坐有空调的旅游车，历时 10 余天，回后即患此病。其恶寒时间较长，而发热时间短，虽发热而口不渴，百日恶风汗出，舌淡苔白，脉缓，笔者认为此为桂枝汤证，予桂枝、白芍、生姜各 10 克，炙甘草 8 克，大枣 4 枚。水煎取汁，温服，嘱其服药后，便服热粥一碗。3 剂药后，发热恶寒消失，神清气爽。

【按】此病虽在暑天，但仍为空调寒气所伤，导致营卫失调，故用桂枝汤调和营卫，祛风散寒，而病自愈。服桂枝汤后服热粥，是振奋人之阳气，以助药力之意。

（九）桂枝去芍药加蜀漆牡蛎
龙骨救逆汤验案

1. 老年性精神病案

张某，男，72岁。1987年6月7日就诊。无明显原因，一年前开始出现语无伦次，时笑时哭，精神错乱，起卧异常。曾在某医院作 CT 检查，提示大脑皮层萎缩，诊为老年性精神病。多方中西药治疗，效果不明显。就诊时面色青暗，口角流涎，舌暗红，苔白滑腻。处方：桂枝、蜀漆、生姜各9克，炙甘草6克，大枣10枚，煅牡蛎15克，煅龙骨12克。先水煎蜀漆20分钟，后纳诸药，煎沸后再煎20分钟，取汁。再在药渣中加水煎沸20分钟，取汁。两次药汁混合后，分3次服用。每日一剂，如此连服5剂后，神志基本清醒，语言已恢复正常，起卧近于常人，随访一个月未复发作。

【按】患者年过七旬，阳气亏虚，不能运化水湿，而成痰浊，上蒙清窍则见上述症状。使用桂枝去芍药加蜀漆牡蛎龙骨救逆汤，能使阳气振奋，痰浊得除，而清窍自宁。

2. 失眠案

吴某，女，38岁。1994年5月8日就诊。长期失眠三年，每夜只能睡两小时，有时甚至彻夜不眠，每日需服安定片才能入睡，多方治疗效果不佳，伴有心慌、恶寒等症，诊时：舌暗红，苔白腻，脉迟。桂枝去芍药加蜀漆牡蛎龙骨救逆汤：桂枝、生姜、蜀漆各9克，炙甘草6克，煅龙骨、煅牡蛎各20克，大枣3枚，茯苓15克。每日一剂，水煎服。服药一剂，呕吐出白色痰约300毫升，服药4剂，恶寒心悸等症消失，不服安眠药，每晚能安睡6小时左右。随访二年未复发作。

【按】患者属心阳不振、痰浊血扰心神所致，以桂枝去芍药加蜀漆牡蛎龙骨汤，再加茯苓，通阳安神，化痰祛湿。

【体会】

《伤寒论》115条："伤寒脉浮，医者以火迫之，亡阳，必惊狂，卧起不安者，桂枝去芍药加蜀漆牡蛎龙骨救逆汤主之。"这是指误治导致心阳亏损、心神散乱之证，方名为救逆汤有纠正逆乱之意，用桂枝汤去阴柔之芍药，以温通心阳，加蜀漆意在宣畅气机，除痰化浊，醒神开窍，先煎此药，以减轻其涌吐之性。加龙骨牡蛎意在收敛阳气，镇安心神。全方有通心阳安神、除痰浊、醒清窍之功，凡是有惊狂、卧起不安属阳虚者，皆可用之。

（十）桂枝芍药知母汤治疗类风湿性关节炎体会

笔者在临床上以桂枝芍药知母汤，治疗类风湿性关节炎获效颇佳。兹将运用此方体会简述之。

1. 寒痹型

辨证属寒痹型的类风湿性关节炎，使用原方便能获效。全身关节痛剧者可加威灵仙，下肢痛剧者加牛膝、木瓜，腰痛剧者加逍遥竹，颈背肩痛剧者加葛根，伴头痛者加川芎，肢体挛急者加重白芍、甘草用量，兼血瘀者则白芍改赤芍，再加地龙、红花、桃仁。

案例 郭某，女，41 岁。营业员。1995 年 3 月 17 日就诊。全身关节酸痛已二年，尤以手足小关节痛为重，以致活动不利，遇寒及阴雨天加剧，经多方治疗，时缓时作。近一个月来，疼痛持续不解。检查：双手指小关节轻度变形，类风湿因子（阳性）。西医诊为类风湿性关节炎。刻下还见：微恶寒，口不渴，舌暗红，苔白滑，脉紧。处方：桂枝、防风、知母、白芍各 12 克，制附子、生甘草、麻黄各 6 克，生姜、白术各 15 克，威灵仙 20 克。日一剂，水煎服。服药 8 剂，疼痛基本消失，手足活动自如，随访半年，症状未曾复发。

2. 热痹型

属热痹型的类风湿性关节炎，用原方加石膏、忍冬藤，且重用之。上肢剧痛者加黄芩、葛根，下肢痛剧者加黄柏、牛膝，伴瘙痒者加土茯苓、苦参，口渴者加生地、天花粉，口苦加黄芩、法半夏、柴胡，关节肿胀剧且关节腔内有较大量积液，血中白细胞计数增高，则配合西医穿刺及抗生素治疗。

　　案例　彭某，女，48 岁。工人。1997 年 5 月 8 日就诊。上下肢关节热痛，时缓时作已 6 年。检查：双手指骨关节增粗变形，类风湿因子（阳性）。曾用抗生素、糖皮质激素、中药等治疗，时见缓解。就诊时上下肢关节热痛肿胀，以双膝关节为剧，以致不能行走，口干不欲多饮，脉弦数，舌尖红，苔白腻欠润。即处方：白芍、桂枝、防风、知母、黄柏各 12 克，甘草、制附子、麻黄各 6 克，生姜、白术各 15 克，石膏 100 克，忍冬藤 50 克，牛膝 30 克。日服一剂，4 剂药后，关节热痛明显减轻，而见口苦，纳食减，即减石膏至 80 克，加黄芩、柴胡各 8 克，法半夏 10 克，继服 5 剂，纳食恢复正常，口苦消失，关节胀痛进一步减轻，但口渴喜饮，上方去法半夏，加生地、天花粉各 15 克，继服 6 剂，关节热痛肿胀基本消失，四肢活动自如。后以此方加减调理半月，随访一年未曾复发。

3. 痹证兼虚型

　　痹证兼虚的类风湿性关节炎，仍可以原方加味治疗。兼气虚、神疲体倦者加黄芪；病久真阴受损，形体消瘦者加熟地；兼气血双亏、心悸、头晕、面色无华者加黄芪、当归；阳虚水肿者加茯苓、泽泻、猪苓。

　　案例　刘某，男，48 岁。农民。1991 年 11 月 3 日就诊。患类风湿性关节炎 4 年，四肢关节经常疼痛恶冷，时缓时剧，以致行走不利，伴体倦乏力，双下肢轻度浮肿。诊时见形体肥胖，头晕，脉沉细弦，舌胖大、边有齿印，苔白滑。处方：白芍、桂枝、防风、知母、猪苓各12克，甘草、制附子、麻黄各6克，黄芪50克，生姜、白术、茯苓、泽泻各15克。服药8剂，关节疼痛及双下肢浮肿消失，精神振奋，行走如常人，继以此方加减治疗一周，随访两年半，未曾复发。

【体会】

桂枝芍药知母汤出自《金匮要略》。其用于治疗历节病。此方以桂枝为主药，辅以麻黄、附子、生姜等辛热之品，以温通经脉，散寒止痛。防风、白术祛风除湿，可助止痛之功。知母、白芍、甘草则和阴于里，舒缓经脉，防辛燥之药伤阴。纵观全方，配伍严谨，用辛热之品，又不使之伤阴。既祛风寒湿，又能防治病从热化，故属寒痹的类风湿性关节炎，用之疗效颇佳。属热痹者，原方加石膏、忍冬藤，且重用之。意在取二味之寒凉泻热以制桂、麻、姜、附辛热温燥之性，而保留原方祛风除湿、通经活络止痛之功效。如此则变原来辛温之剂为辛凉之剂，而成泻热解毒、祛风除湿、通经活络止痛之方。此恰能针对热痹之病机，故能获效。痹证日久，常耗气伤阴，气血俱亏，而致正虚体弱。兼气虚者加黄芪以补其气，更重要的是能助原方振奋阳气、祛除风寒湿痹。阴液大亏加熟地，既能滋阴填精神，又可防辛燥之品伤阴。血虚加黄芪、当归，以取当归养血汤补气血之意；阳虚水肿者加泽泻、茯苓、猪苓，与原方中桂枝、白术合用，有通阳利水之功。

（十一）理中汤治口中流涎

周某，男，15岁。1997年就诊。一年来经常口中流出痰涎，无味，夜间尤甚，每晚皆致枕头及床单变湿。家人每晚都用毛巾来防止枕及床单浸湿。经多方治疗，未曾治愈。其舌胖，苔白滑，脉细。处方：干姜、党参、炙甘草、白术、粳米各10克。每日一剂，水煎服。服药7剂，口中流涎消失，随访一个月无复发。

【按】此病，脾阳虚弱不能摄津所致，而理中汤正能温运中阳，以固摄津液，《伤寒论》中特指出理中丸通过治中焦而治口水多。理中丸等用米汤送下，笔者加粳米以代米汤，意在增强脾胃固摄津液之力。

（十二）大承气汤治狂证

周某，男，40岁。2012年3月4日就诊。患者因精神因素刺激遂致突发狂病，症见：胡言乱语，喜怒无常，动则打人，排便困难。曾至某精神病医院以西药治疗一周，稍见缓解，回家后虽然服西药仍然时而发作。就诊时，舌苔厚腻，黄白相间，脉滑。处方：大黄、茯苓各20克，枳实15克，芒硝10克，厚朴18克。每日一剂，水煎服。服药期间，每日泻下10余次。服药3剂，神志变为清楚，已无胡言乱语，行为语言如常人，仅感精神稍差，遂停药。后嘱其适量饮开水，清淡饮食调养一周，随访二个月未复发作。

【按】此案为狂证。为情志不遂而致人体气机不畅，导致气滞而发热，与明显胃肠实邪相包，而成明显腑实之症。阳明腑实，浊气不降，浊气与邪气上扰清窍，而致狂证，故以大承气汤峻下热结，使浊气下降，邪热得除，而清窍自宁。加茯苓是加强宁心安神之力。

（十三）苦酒汤治咽痛

肖某，女，46岁。1985年5月6日就诊。月余前，患者自觉咽喉部肿痛不适，吞咽不利，即至当地卫生院诊治，诊为"急性化脓性扁桃体炎"。予以青霉素、链霉素肌注，治疗10余天，未见显效。后又内服土霉素、强力霉素、牛黄上清丸、黄连上清丸等药，病情如故，亦无变化，遂来我院诊治，检查：体温37.2℃，咽喉部左侧扁桃体肿大，表面可见一蚕豆大小的化脓溃破区，咽部充血。舌质红，苔白薄欠润，脉弦细数。即处以苦酒汤治疗。处方：法半夏12克（打碎），鸡蛋1个（去蛋黄，加白醋于鸡蛋壳中）。用法：将半夏置于蛋壳中，蛋壳置于火上煮沸，待稍冷后，少少咽之。此一剂药尚未服完，患者咽喉肿痛消失，吞咽如常人，三天后检查：体温36.3℃，左侧扁桃体已无肿大，表面化脓区消失，咽无充血。随访半年，再未觉咽喉不适。

【按】《伤寒论》中苦酒汤用于治疗"咽中伤，生疮，不能言语，声不出者"。本患者扁桃体肿大并有化脓破溃现象。此可谓"咽中伤，生疮"。此为阴虚水不济火所致，单纯以苦寒清热药治之，焉能奏效？而苦酒汤中苦酒消肿敛疮，半夏散结涤痰，鸡蛋清之生寒清热滋阴，三药相伍，可达到消肿敛疮止痛、清热滋阴润喉、散结祛痰、利窍的作用，故患者服之即效。

（十四）旋覆花汤治顽咳

导致咳嗽的原因甚多，然最终都是引起肺主气、主宣降的功能异常。肺以清降为顺，逆则致咳，咳久不愈，肺气壅塞，气不行则血不畅，进而则致血瘀于胸。血瘀则愈使肺气阻滞，则顽咳难愈，故降气活血化瘀，是治疗顽咳的重要方法。旋覆花汤则有此功。笔者因此治疗数十例因气滞血瘀而致顽咳者，多获良效。

王某，女，30岁。2000年11月4日就诊。感冒致咳半年不愈。干咳少痰，伴咽痒，胸闷，喜以手叩胸，X片检查提示：双肺纹理增粗，每天起床后咳嗽至睡前不间断，西医诊为慢性支气管炎，多方使用中西药效果不显，特来我院诊治。诊时，舌质暗红，苔薄白腻，脉弦涩。予旋覆花汤：旋覆花15克，茜草（新绛）8克，葱5根。每日一剂，水煎服。服药4剂，胸部豁然开朗，咳嗽消失，三个月后X线检查提示：双肺纹理已无增粗征，随访一年未复发作。

【按】旋覆花汤出自《金匮要略》，用于治疗气滞血瘀所致的肝着证及妇人半产漏下证。其方具有行气降气、活血化瘀的功效。方中旋覆花用量大于新绛用量，行气药大于活血药，意在气行则血行，二药相伍能降气活血化瘀，以葱之辛散宣通肺气，以增强降气活血化瘀之力。全方使肺之气血和畅，则咳嗽自止。选用此方时应注意三点，第一，单纯气逆血瘀致咳，选用原方或原方加味。其次，如兼有其他病理致咳者，可与其他方剂合用。第三，处方时应持气药大于血药的原则。

（十五）瓜蒂散治痒

甘某，男，35岁。1985年8月6日就诊。一年前夏天因口渴饮冷水数碗，随机出现胸闷胀满不适，口中痰涎甚多，经某医治疗，胸脘闷稍见。其后双背及胸背部奇痒，遇阴雨天加剧，经多方治疗效果不显，后求笔者诊治。观其舌暗红，胖大，苔白腻，脉弦。处方：瓜蒂、赤小豆各3克，淡豆豉5克。共研为末，以水适量煎沸后即取汁，少少温服，饮两口即吐出约五百毫升白色痰液。其后自感胸脘开朗舒适，双臂及胸背瘙痒消失。随访两个月，未复发作。

【按】患者痰饮壅塞于胸脘，上焦宣发失常，肺合皮毛，而致皮毛郁滞，故见胸背及双臂痒。《内经》中说："在上者，因而越之。"瓜蒂散使之痰饮上越而吐于身外，则胸膈之气通畅而诸症自消。

（十六）干姜人参半夏丸治妊娠呕吐

李某，女，27岁。已孕三月。2004年3月2日，呕吐清水不止，已一周纳食减少。查血常规，白细胞属正常范围。伴恶寒形倦，舌苔白滑，脉弦。处方：干姜、党参各10克，法半夏12克，生姜8克，吴茱萸3克。每日一剂，水煎取汁，分三次饮服。服药3剂，呕吐止。经过7个月顺产一男婴。母子平安。

【按】此孕妇呕吐为中焦不足、寒饮上延所致，故选用干姜、人参、半夏丸。改丸作汤加吴茱萸3克，以温中散寒，降逆化饮止呕。半夏虽有坠胀之副作用，但遇饮邪上逆之证仍需用之。此正是"有故无殒"之理。此方出自《金匮要略》，用于治疗妇人妊娠呕吐。笔者此案，亦是效仲景之法，更是说明经方之神验。

（十七）木防己汤验案二则

1. 咳嗽案

魏某，男，65岁。2007年8月20日就诊。患肺源性心脏病7年余，经常咳喘，每遇寒冷或天气剧变则发作。半个月前，饮冷而致咳喘发作，至某医院住院治疗一周，症状稍见缓解，后转来我院，要求笔者以中药治疗。就诊时症状：咳嗽，痰黄稠，胸闷气喘，动则加剧，时而心悸不宁，口干不欲多饮，精神疲乏，恶寒，脉弦数，舌胖暗红，苔腻浮黄。宜健脾祛湿，通阳散寒，清热化痰。处方：木防己、党参、石膏各20克，杏仁8克，桂枝15克。服药5剂，咳嗽基本消失，微喘，精神好转。后在此方基础上加味调理半个月，诸症消失。随访三个月，症状未曾发作。

2. 膝痛案

何某，男，42 岁。2008 年 10 月 7 日就诊。右膝关节部肿痛数月，类风湿性

关节炎病史两年。经检查，膝关节腔少量积液。血常规检查，白细胞计数为正常值范围。右膝关节微肿胀痛，行走加剧，伸屈不利，局部无发热，口干渴，恶寒，尿黄，脉弦数，舌胖边有齿印，质暗红，苔白腻。处方：桂枝 12 克，石膏 30 克，防己、威灵仙各 20 克，党参 15 克。7 剂，每日一剂，水煎服。服 7 剂后，右侧膝关节肿痛消失，屈伸自如。

【按】案一，病人主要为胸阳不振，痰湿壅塞，久而化热。以木防己汤，通阳化湿，泻热化痰兼以补正，则病自有效。案二，病人膝关节肿痛为风湿所致，久而有化热之势，木防己汤既能散寒通经、祛风除湿，又能清热利湿、补气健脾，加威灵仙，意在疏通经脉。

木防己汤出自《金匮要略》，用于治疗"膈间支饮，其人喘满，心下痞坚，面色黧黑"。全方由木防己、人参、桂枝、石膏组成，木防己清利湿热以消肿，桂枝辛散通阳散寒除满，石膏重镇泻热，人参补脾益气，以化水湿。全方有寒热并用，通阳散寒除满、祛湿化痰清热之功能。上两案均符合木防己汤所治之症，故用之有效。

四、其他医案三则

1. 上病下治案

李某，男，32 岁。头后枕部疼痛五年，颈部及脑部 CT 检查均未见异常征。血压在正常范围，多方治疗效果不显，于 2004 年 7 月 6 日求诊于笔者。其进诊室时步态与常人有异，细问才知患者五年前双足跟外伤，治愈后数月始出现头痛之症。每逢阴雨天及劳累发作。其舌暗红，苔薄白，脉弦细。处方：当归、甘草各 8 克，葛根 12 克，桂枝、枳壳、赤芍、川芎、桃仁、红花、生地各 10 克。每日一剂，水煎服。服药 5 剂，头痛消失，随访半年未复发作。

【按】太阳膀胱经由头走背、腰，下至足。患者外伤足部至太阳经脉气血阻滞，是伤虽愈，但气血瘀滞于经脉仍存，故见头痛之症，理气活血，疏通太阳经脉，以桃仁四物汤加味，理气活血化瘀，则头痛自愈。

2. 痛经医案

肖某，女，36 岁。2004 年 7 月 5 就诊。每次月经来潮时，腹痛难忍，甚至出现短时晕厥，经期第二天才得缓解，月经色暗红，有黑色瘀块。患此病已六年余，伴有恶寒、呕吐等症。西医经检查诊为"子宫腺肌症"。曾用过中西药多方治疗，未见缓解，遂要求笔者诊治。诊时，正值月经来前一周左右，舌暗红，苔薄白，脉弦，小腹微胀不适。处方：少腹逐瘀汤加味：小茴香、五灵脂、没药、赤芍各 10 克，蒲黄、干姜、当归各 8 克，延胡索 15 克，吴茱萸 5 克，肉桂 4 克。每日一剂，水煎服。7 剂后月经来时痛经明显减轻，后一次经前仍以此方服药 5 剂，痛经基本消失，仅见腹部微胀，此后数月痛经未复发作。

【按】此案为寒凝血瘀于少腹，导致月经来潮时难以顺利，不通则痛。温阳散寒，活血化瘀则可治此证。

3. 口咬指趾甲医案

张某，男，7 岁。2004 年 9 月 7 号就诊。患儿经常以口咬手指甲、足趾甲，导致指、趾甲大部分被咬残缺，而露出指甲下鲜红的嫩肉，如此情况半年。多方治疗，未见效果。有医认为是寄生虫所致，用除虫药亦未见效。患儿喜热恶寒，夜间多梦语，纳食不振，大便溏泄，肠鸣，时而腹痛，诊时：舌质淡，苔白腻而干，脉弦。处方：乌梅、党参、焦山楂、槟榔、法半夏各 10 克，干姜、黄芩各 6 克，川椒、白术、黄连、甘草各 8 克，大黄 5 克。每日一剂，水煎服。服药 5 剂后，纳食正常，恶寒消失，已无梦语，大便溏泄消失，随后半月指甲已为正常状态，随访一年，此证无再发。

【按】本案以脾虚脏寒，湿浊内停，久而化热，湿热内蕴而生虫。脾虚湿热内蕴而致脾之窍，冀能沟通阴阳之气，而四肢末为阴阳交接之处，故有咬指之举。

下篇 临证医话

一、说　癌

在近四十年的临床实践中，笔者接触了千余以上的癌症患者，治疗过数百例癌症病人，深刻体会到，对于治疗癌症，保持良好的精神状态，树立正确的指导思想，讲求灵活的策略方法。这是非常重要的，而长征中的思想与精神，可给治疗癌症以重要的启发。

借鉴长征中的思想与精神，用以治疗癌症，战胜癌症，不失为明智之举。

（一）保持清醒　坚韧不拔

中共中央是红军长征的核心领导机关，是红军的大脑。1935 年 1 月，遵义会议确立了毛泽东同志在党中央及中央红军的领导地位。在中共中央及中革军委的正确领导下，中央红军采取了较为灵活的运动战，转战云、贵、川，四渡赤水，迂回曲折，穿插于敌人重兵之间，巧渡金沙江，强渡大渡河，爬雪山，过草地，在此过程中消灭大量敌人，并使红军摆脱了优势敌军的围追堵截，粉碎了蒋介石围剿红军于川黔滇边境的计划，取得了战略上具有决定性意义的胜利。

由红军的长征经历，笔者联想起一些癌症患者对待癌症的态度以及方法、措施。在治癌过程中，病人及家属保持比较清醒的头脑，思维判断正确是非常重要的，犹如长征中红军首脑机关的英明决策。应比较客观地接受各方面有关病情的信息，合理选择医生、药物，坚持科学的保养方法。

治疗癌症的方法很多。什么阶段适合选择什么方法，什么样的癌症适合什么方法，什么样的癌症适合什么样的保养，如此等等问题，使病人以及医生都面临着考验。化疗、放疗、手术、中医药等治疗方法，虽然多是医生建议的，但选择的主动权还是在病人这一方。

2015 年，有位 40 多岁中年女性患者，经某三甲医院 X 线检查，发现其肺部有阴影，诊为"肺癌"，手术切下的组织作病理检查，确诊阴影为"肺结核"。这是在选择手术时出现的问题。

2008 年有位中年男性肠癌患者，听信一些人劝告，自购了一种保健药，连续服用两个月，竟不做其他治疗，结果病情突然加剧，只有三个月就去世了。《中国居民健康素养 66 条》明确提出保健品不能代替治疗药物。

红军长征虽然经历各种艰难险阻，但最终取得了伟大的胜利，关键在于首脑机关在任何情况下都十分清醒。治疗癌症也是如此。我们只有保持清醒，才能做出明智的选择，才能面对假药、伪药、假医、劣医等等骗局，少上当，甚至不上当。才能正确地选择医生、药物及保养方法，才能获得治疗癌症的效果。

治癌过程中，恐惧、焦虑、孤独是最大的敌人。它们常常会加重病情，甚至导致死亡。

> 1987 年，笔者治疗一患者，住院几天，检查发现肝部有肿块，建议患者转移至上级医院治疗。他得知此事后，当天就不能行走，吃不下饭，晚上几乎没有睡觉，在某三甲医院治疗不到一个月就去世了。他没确诊前能吃，能喝，精神较好，行动自如，仅有腹部微胀之症。所以，很多人一旦知道自己患了癌症，精神就崩溃，丧失了生存和治疗的信心，甚至放弃治疗。

有人说对癌症要"不在乎，不马虎"。不在乎，是指要放松心情，克服紧张、恐惧等消极情绪。不马虎，是指要重视，要坚持科学治疗，科学保养。老子说"外其身而身存"，意思是要怀有忘却生死的心理状态，才能更有利于生命的存在。在一种放松、乐观的心态下，坚持积极科学治疗与保养，才能获得效果。治癌过程中，患者既要忍受癌症引起的各种痛苦，又要忍受癌症治疗所带来的痛苦，手术、吃药、打针等都会带来痛苦，还要能坚持长期不懈地治疗，几年甚至一生的治疗。凡是治疗效果较好的病人，大多意志坚定，有较强的毅力与耐心，选医、选药及保养比较合理。

（二）审时度势　抓住时机

长征中，中央及中革军委审时度势，在多次的战斗转移中，避免了危险、灾难，化险为夷，取得了胜利，但也有多次重大的失误，没有正确客观认识敌我双方的态势，没有抓住有利时机，作出了错误的判断与指挥，使中央红军遭受了巨大损失，多次面临全军覆没的危险。

1935 年 5 月 29 日，中革军委抓住机遇率领中央红军成功飞夺泸定桥，摆脱了蒋介石数十万国民党军队的围追堵截，取得了战略转移中具有决定性意义的胜利，避免了太平军石达开部全军覆没的悲剧重演。

与长征一样，治癌应审时度势、抓住机遇，根据病情的轻重缓急，发病趋势及治疗条件等，作出合理的选择，争分夺秒地进行治疗。

娄某，男，30 岁。经常腹痛半年。半年来，或找其所在医务室开药，或自己买点镇痛药，既没有进行检查，又没有科学治疗。1989 年 7 月 8 日，到某县中医院经超声波等多项检查，诊为"晚期肝癌"，治疗效果不佳，两个月后就逝去。这是没有抓住早检查、早发现、早治疗的机会。早期发现、早期治疗，对癌症病人的治疗效果及预后情况是非常重要的。

　　1987 年，一位中年男性，因咳嗽而至某县级医院治疗。X 线发现左肺上叶有肺不张征象，建议去上级医院做进一步诊断治疗，至某三甲医院，经检测诊为"早期肺癌"，当即进行了手术切除，此后服用中药调理年余，至今（2017 年）30 年，此人仍然健在。这位病人的癌症早期发现，并及时合理治疗，所以，能取得较好效果。即使是晚期癌症，也应积极治疗。

　　对于病人来说，能了解其病情，又能得到进行有效治疗的医生，才是病人的最好选择。癌症病人当然如此。如果频繁地变换医生，频繁地改变治疗方法，频繁地变动药物，这样大多会错过较好的医生或比较合适的药物。有一位中年女性乳腺癌患者，做过放化疗后，其焦虑的心情，使她频繁地换医生，找过数不清的民间验方，这样对治疗效果缺乏一定的观察过程，因此，不能作较好的选择，于是延误了治疗。她仅生存了半年。错过了有利治疗时机，治疗效果必然不佳。

　　孙武说："善战者，求之于势而不责于人，故能择人而任势。"择人对于治病来说，就是选择好医生。任势，就是审时度势，利用与致癌相关的一些态势，抓住时机，进行积极治疗。

（三）保存发展有生力量

保存和发展有生力量，是长征取得胜利的关键。一切均以保存实力、战胜敌方为目的的，最终达到以弱胜强，以小胜大，不断壮大自己，全面夺取政权。长征，就是为了保存红军的力量而进行的一次伟大的战略转移。

长征保存和发展有生力量，就像治癌过程中要注意保护人体正气、胃气、元气一样。

2015 年 12 月 7 日，钟某，75 岁。女性。因上腹痛至某三甲医院诊治，经检查后，诊为"胰腺癌晚期"。肝及腹腔均有转移，该医院认为已不能手术治疗，于是对症及安慰性住院治疗半月，劝她出院。经治医生告诉家属，患者生存期可能只有 4 个月。2016 年 2 月 16 日，要求笔者以中药治疗，当时她的症状是：上腹阵痛，口干渴，恶寒，精神疲乏，神志清楚，纳食少，大便干结，排便困难，舌胖，舌尖红，舌前部少苔，舌后根部苔厚腻、黄白相兼，脉沉弦细数，重按无力。笔者当即处方：麦冬、粳米各 30 克，石膏 50 克，党参、花粉各 15 克，大黄 25 克，芒硝、甘草各 8 克，枳壳、厚朴各 20 克，西洋参、白芍、砂仁、生姜各 10 克，大枣 5 个。每日一剂，水煎服。服药 5 剂，大便通畅，一日两次，腹痛次数减少，纳食增加，精神好转。此后治疗注重顾护正气，采用攻补兼施的法则，根据辨证论治处方用药，坚持使用中药治疗至今（2018年），患者状况尚可，上腹部基本不痛，大便日一次，精神较好。这就是注重保护人体正气所进行的治疗。因此能获得较好的效果。

保护正气是治疗癌症的重要原则。人体正气（元气）是人体之根，也是抗御外邪的最根本的力量。是人体的有生力量。如果正气大伤，就会动摇生命之根，随时都会出现生命危险。生命都可能不保了，何谈治癌。如果只注重抗癌，而不注意保持人体的基本机能（正气），必然会带来严重的后果。现在治癌存在许多过度医疗的现象，常导致体质下降，产生"恶液质"，最后不是死于癌症，而是因"恶液质"所导致的肝脏衰竭、心力衰竭、呼吸衰竭等。保护好人体的正气，人体基本机能，就有抗衡癌症及疾病的力量。即使有癌，也能带癌生存。《内经》说："正气内存，邪不可干。"

现在的放化疗过当比较常见。先是手术对机体有一定的损伤，其后放化疗过当，进一步削弱了人体抵抗能力，导致红细胞、白细胞计数下降。易感冒、脱发、精神疲乏等。这是严重伤害元气的征象。这时，有很多西医医生开始用阿胶、人参等，来给患者提高红细胞、白细胞指标，而不按中医辨证论治原则开出中药方剂。这是按西医的思维开中药，常常无效，并且出现副作用。使用中药，就得按中医原则办事。

（四）轻装上阵

1934年10月10日，中央红军开始长征，实施大搬家式的转移，带有大量的物资，包括X线机、印刷机、重型武器及其他各种物品。还专门雇了不少人当挑夫。这样严重影响了部队的行军速度，穿过三道国民党军队的封锁线后，中央军委纵队于1934年11月27日到达广西文市镇。这里离湘江渡口只有70公里。28日凌晨，中央军委纵队，由于过多的物资，行动迟缓，每天行军不到50里。在前后左右的红军护卫的拼死战斗中，于1934年11月30日才到达湘江渡口。至12月1日才全部渡过湘江。11月28日至12月1日这四天中，红军遭受了巨大的损失。这就是惨烈的湘江战役。红军吸取了此战的沉痛教训，除在湘江战役中丢弃很多物资外，又在通过黎平县时进一步减少一些物品。这样，红军轻装就更有利于转移与战斗。四渡赤水中，中央红军能取得摆脱敌人围追堵截的胜利，轻装上阵是非常重要的因素。

治疗癌症，也应轻装上阵。医患双方，如果思想过于复杂，瞻前顾后，任何一方顾虑过多，就很难配合好。司马迁在《史记》中提到医生治病时，有六种病人难治。其中"轻身重财，二不治也"，是讲把钱财看得比生命更重要，为物所累。那么，无论是什么病，都是难以治疗的。有不少癌症病人舍不得花钱，甚至有较强的经济条件，也不愿花钱治病。有的病人考虑问题过多，病情尚不明确，就常常回忆过去，安排身后事，不是活在当下，对当下的事采取回避的态度，对生存缺乏信心。这会严重影响治疗效果。在治疗时，医生在取得患者的配合下，在医疗原则的范围内，应力求果敢治疗。

　　2014年3月18日，笔者接诊了一位26岁的年轻小伙子。他带来了两家三甲医院的检查报告单及住院治疗记录资料。他被确诊为"脾脏恶性肿瘤"。右肾及脊柱旁均有肿瘤转移。两家医院都认为已无法手术治疗，建议用中医方法治疗。于是，他找到笔者，要求以中药治疗。根据辨证，笔者给他开了以鳖甲煎丸方为主的中草药，服用年余，至2015年9月15日笔者开药方时，他自我感觉身体无特殊不适，精神较好，睡眠、二便均较正常，正准备结婚。此后两年一直未曾见到他。

　　2017年10月18日，一位小伙子来到了笔者工作室。他领着妻子，抱着1岁的儿子，他是来为他妻子治失眠脱发的。他就是那位患"脾脏恶性肿瘤"的年轻人。给他妻子处方后，笔者便详细询问了小伙子这两年的身体状况，还给他把了脉，最后认为，他现在的身体状态良好。这位小伙子比较单纯，心态平和，治疗以来，一直没有恐惧焦虑紧张的情绪。这是治疗有效的最根本原因。

病人同时选择多家医院，多位医生，多种药物，就会导致治疗混杂无序，不能遵循医理及科学，结果会使治疗无效，病情加重，甚至危及生命。病人在症状急迫时，使用治疗方药应简捷，才能有较好的效果。有的病人在医生开给他的治疗药物中，不去咨询医生，自己另外加些药物治疗。有的病人除了治疗外，还不讲原则，去滥用一些补药或保健品。有的医生不遵循医疗原则，给病人开种类数量过多的药物，既增加病人的经济负担，又严重影响治疗效果。以上种种皆非"轻装上阵"。

治癌，首先应思想单纯，放下包袱。其次，治疗上应尽量摒弃那些对治疗没有益处的药物、保健品、治疗方法。

（五）打得赢就打

"敌进我退，敌驻我扰，敌疲我打，敌退我追，游击战里操胜算；大步进退，诱敌深入，集中兵力，各个击破，运动战中歼敌人。"这是 1930 年 12 月 25 日，毛泽东在江西宁都小布召开苏区军民歼敌誓师大会上写的对联。对联包含了"打得赢就打，打不赢就走"的基本思想。1928 年至 1934 年，毛泽东、朱德所率领的中国工农红军，灵活运用这些战略思想，使红军由千余人发展至 10 万人。中央苏区面积发展到 8.4 万平方公里，人口约 435 万，范围包括江西、广东、福建 42 个县，成为全国最大的红色根据地。

"打得赢就打"，是寻找敌人的薄弱环节，集中优势兵力，消灭敌人。此即《孙子兵法》所言"攻而必取者，攻其所不守也"之意。意即打不赢就走，是避开实力强的敌人，旨在保护自己，以后再寻机消灭瓦解敌人。这是适宜于敌强我弱的战略战术。

在治疗癌症过程中，也应采取"打得赢就打""打不赢就走"的策略，不能硬碰硬。在癌症表现猖獗时，要避其锋芒。清代名医徐大椿《用药如用兵论》中说："病方进则不治其太甚，固守元气所以老其师。"

2013 年，有位患粒细胞性白血病男性中年患者，经化疗多次未见明显效果，精神差，时发热，纳差，易疲劳。笔者先调治其症状，使用升阳益胃汤（黄芪、人参、白术、黄连、半夏、甘草、陈皮、羌活、独活、茯苓、泽泻、防风、白芍、柴胡、生姜、大枣）加减治疗 2 个月。其精神好转，纳食增加，血中指标也有所好转。

在治癌过程中，不能只注重一些检查指标的正常与否，更重要的是观察病人的整体身体状态。通过治疗症状，增强体质，调整饮食结构，改变生活方式，最后起到治癌抑癌的作用。这些都是可以取得效果的。这就是"打得赢就打"治疗方法。笔者自 2012 年至今五年间，运用中医辨证论治的原则，以中药治疗癌症患者 200 余人。85% 以上的病人，都能缓解症状。如果盲目地只顾杀死癌细胞，恢复正常指标，常导致病情加重，甚至生命死亡。

只注重抗杀癌细胞，恢复检查指标，这是不理智的做法。如同遇到了强大的敌人而去硬拼，这无疑是逞匹夫之勇。而现在这种治癌的方式，比比皆是。治癌应讲求策略，迁回作战。

（六）狭路相逢勇者胜

相互敌对的双方，窄路相逢，不可退让，勇敢勇猛而且有谋略的一方，才能获得胜利。这是"狭路相逢勇者胜"的含义。

1935 年 2 月 28 日，中央红军二渡赤水后迅速占领娄山关、遵义，与国民党部队赶来增援的吴奇伟部第 59 师、第 93 师，在遵义城南的红花岗和老鸦山形成对峙局面。这是一场狭路相逢的战斗。红军凭着勇猛与机智，击败了吴奇伟部。最后，吴奇伟只带少量残部，南渡乌江而逃。在江北的千余国民党军队全被俘虏。

长征中抢渡大渡河和腊子口战斗，都是狭路相逢勇者胜的范例。

治癌，也应有无畏的精神和勇气。要克服紧张、恐惧、焦虑的情绪。

曾某，男，79 岁。2012 年 4 月 7 日，来笔者所在医院门诊就医。两个月前，患者因腹痛，便结，至某三甲医院诊治，经检查被确诊为"肠癌晚期"。肝内、腹腔多处均有转移。在该院住院治疗20 余天，症状有增无减。院方劝其回家。患者及家属认为，不能坐以待毙，故找到笔者，要求中医治疗。患者神志清楚，精神较差，他知道自己得了癌症，虽然腹痛不间断，但看不到他的恐惧与紧张。他很坦然，语言和缓，言语伦次有序而不乱。其排便困难，使用开塞露和泻药，才能排便通畅。其恶寒，疲乏，消瘦，纳食少。右侧有突出腹部拳头大小的包块。其舌尖红，舌后暗红，舌苔厚腻，黄白黑相间，脉沉细弦，重按无力。笔者认为，患者尚未失"神"，应攻补兼施。处方：大黄30克，芒硝、制附子、木香、红参、桃仁、白术、甘草各10克，牡丹皮、枳壳、冬瓜仁各15克，薏苡仁、延胡索、厚朴各20克。每日一剂，水煎服。5剂药后，泻下大量污黑便，日泻近10次。腹痛明显减轻，纳食增加，后按中医辨证论治原则，以中药不间断治疗年余。腹部包块消失，再间断以中药治疗，至今（2017年），患者仍存。这位病人之所以有较好效果，主要原因是很勇敢，没有恐惧紧张，很坦然，积极配合治疗。

恐惧与紧张，是癌症患者最大的敌人。中医认为，恐伤肾。肾为人性命之根，元气之根，元气大亏则性命难保。

治癌过程中，医生要在遵循科学原则的情况下，果敢治疗，果敢用药，不能五徘徊不决。这如同长征中需要勇敢坚定。病人对待癌症，应克服恐惧焦虑，勇敢坦然面对，坚持合理选医选药，积极配合医生进行治疗，进行合理保养。这样才能获得较好疗效。

（七） 疏堵导滞

说起红军长征中"四渡赤水"，很多人并不陌生。笔者以一名医生的眼光看，"四渡赤水"的范例，对于我们治病，尤其是治重症病人，也很有借鉴意义。

1935年2月24日至29日，中央红军与国民党部队在遵义的战斗中，取得了遵义战役大捷。此后，蒋介石于1935年3月2日，急乘飞机至重庆，亲自指挥对红军的围攻，企图围歼红军于遵义、鸭溪地区。当国民党中央军吴奇伟部北渡乌江和滇军北渡逼近红军之际，红军突然转向北，于1935年3月15日，进占怀仁。3月16日，从茅台镇第三次渡过赤水河，再入川南。敌误以为红军又要北渡长江，急忙调整部署，向川南地区逼近红军，企图围歼红军于长江南岸地区。1935年3月20日至22日，中央红军秘密通过太平渡、二郎滩、九溪口，第四次渡过赤水河。此时红军已将追敌抛于身后数百里，跳出了敌人的包围。四渡赤水，是通过灵活的运动和战斗，保证了运动路线的通畅。

长征是一次重大的战略转移。转移路线的通畅，关系红军的存亡。在中共中央、中革军委的指挥下，红军通过运动、战斗及其他手段，不断地疏通行军转移的路线。这样才能实现长征的最后胜利。

治癌也应疏堵导滞，人体气血经脉、汗孔、胃肠道、小便、呼吸等等，都需要顺畅。出现堵塞、阻滞，就会出现疾病。因此，疏导病人的二便、呼吸、汗腺、气血等，是治病的基本原则。八法中汗、吐、下，都是通导的治法。张仲景在《伤寒论》中说："视其何部不利，利之则愈。"就是说的通利之法。

　　2014 年 12 月 25 日，笔者接诊了一位男性 60 岁的患者徐某。他在 2013 年 8 月，因"贲门癌"做过手术。术后半年，因上腹痛，食物梗阻，在某三甲医院诊为"贲门癌"转移至胸椎、肋骨等部，造成左侧第七肋病理性骨折。该医院认为缺乏治疗手段，于是病人求诊于笔者。诊时症状为：胸脘胀满，纳差，食物有梗阻感，时而呃逆呕吐，口不渴，咳嗽痰白，大便干结，精神疲乏，恶寒，舌胖大，舌质暗红有瘀斑，苔白薄腻。笔者经过辨证，处方：党参 15 克，威灵仙 30 克，姜厚朴、生姜各 25 克，枳壳 20 克，法半夏 18 克，红参、茯苓、白术、桃仁、红花各 10 克，大黄、牡丹皮各 12 克，砂仁、当归、黄连、没药、甘草、陈皮各 8 克，吴茱萸、檀香各 5 克，大枣 5 个。每日一剂，水煎取汁，当茶饮。服药 10 剂。患者精神好转，纳食增加，梗阻感减轻，胸脘胀满减轻，大便通畅。此后根据病情变化辨证施治半年。患者存活至 2017 年 2 月。这位患者之所以有效，是在用药中，除了保护正气外，还注意活血化瘀、破气散结，以期达到气血、胃肠的通畅。

　　要驱逐邪气就需要通导，使邪有去路，或从汗解，或随二便而去，或吐出，或咳出。兵法上说"围师必缺"，意思是讲打仗的道理，使敌人有去路。这才能减少自我的伤亡。

（八） 以和为贵

1935 年 5 月 21 日，中革军委向中央红军各军团下达向大渡河安顺场渡口前进的命令，到达安顺场，必须经过冕宁彝族区。如果不能迅速通过彝族区，中央红军可能将面临巨大危险。蒋介石的动机是要将中央红军全歼于大渡河与金沙江之间，使红军重蹈太平军石达开部全军覆没的悲剧。1863年，石达开率领的四万太平军坐困安顺场，最后全军被清军消灭。其根本原因就是没处理好与彝族人之间的关系，导致彝人与清军结成同盟。

刘伯承率领的红军先遣队，在彝区大力宣传红军的宗教政策，满足彝人的多种要求。刘伯承还与彝族沽基家族头目小叶丹歃血为盟，结为兄弟，并商议红军过路的各个环节。正因为如此，中央红军顺利地通过了冕宁彝区。先头部队于5 月 24 日，到达安顺场渡口附近。

和谈、商议、怀柔政策，化敌为友，有时比对抗更为有利，能壮大自己力量，削弱敌人，使自己获得更大的生存空间。"杀敌一万，自损三千"，与其两败俱伤或被敌人所消灭，还不如与敌共存，以和为贵。

以和为贵的思想，也能指导治疗癌症。

2008 年，笔者接诊了一位 85 岁的男性患者。其左侧髋关节部夜间剧痛两个月，要求中药治疗，缓解痛苦。在询问病史时，才知道老人九年前，因咳血至某三甲医院检查，后确诊为"晚期肺癌"，坚持住院治疗半月，未见明显疗效，经治医生告诉家属，老人来日不多，劝其回家，出院10余天，老人因上楼不慎跌倒，导致左股骨颈骨折。家人考虑，老人已为晚期肺癌，再治疗骨折没有必要，只买些止痛药及开些中药治疗。此后半年，老人病情不但没有恶化，相反症状有所缓解，并能跛行。九年来，老人只吃些止痛药，间断服用一些中草药对症治疗。其家人未将老人送至医院检查，也未作针对肺癌的治疗，老人就是带癌生存，并没有去世。最近，原股骨骨折部位夜间剧痛，才找笔者诊治。

治癌，只采用对抗、杀灭癌症细胞的策略，成功者较小。近七八年来，笔者记录过300多位癌症患者的治疗经历。其中很多手术后，进行化疗、放疗的病人存活期大多不长。相反，那些没做手术或者做过手术后，以中药辨证施治，坚持"急者治其标，缓则治其本"的原则，增强体质，多数患者都能获得较好疗效。

现在科学研究证明：活体动物（包括人）的异常细胞（肿瘤），在一定条件下，可转换为正常细胞，治疗效果好的癌症患者，很可能是治疗造成身体内处于一定内环境状态。这种状态有利于癌细胞转化为正常细胞的进程，或能使癌细胞的发展受到抑制。汤钊猷教授写了一本书《消灭与改造并举——抗癌新观点》，不赞成过度重视抗癌、杀死癌细胞、切除肿块的方法。现在提倡的是"三驾马车"治癌的整合模式。三驾马车是指中医学、西医学，加上非医学手段。中医治疗和非医学手段对癌症的治疗，绝不亚于西医的抗癌杀癌治疗，甚至比西医治疗更为重要。

二、论　医

（一）中医临证之思考

本人从事中医临床三十余年，诊治过数以万计的病人，遇到过不少的问题，引起了笔者对中医临证的一些思考。现就此谈一下看法，谨供读者参考。

1. 中西医混淆不清

中医学是一门融入了中国古代哲学思想的经验科学。它是我国人民长期同疾病作斗争的经验总结。包括两大基本思想，即整体观念与辨证论治。它的核心理论是"藏象学说"，源于最初的"神农尝百草"式的实践行为。战国后期至秦汉产生的阴阳五行学说与当时的医疗经验相结合，就形成了中医学理论。可见阴阳五行学说，在中医学中所占的重要地位。它贯穿于中医理论临床的全过程。如，百草霜是百草燃烧后形成的黑色精华，黑色属水，血为红色属火，水能克火，所以能止血，治血证。

西医学是以近代自然科学为基础，以局部定位观点为指导思想，十分重视微观结构。它包括组织细胞分子，等等。西医临证时，经过检查后，最后必须确定一个病因、病位、病变性质的综合性诊断，即必须落实到一个具体的组织结构上。这就是"结构性原则"。对于不能落实到结构上的疾病，西医往往一筹莫展。

前不久，笔者遇到一位病人，经常呕吐，已两年了。在北京、武汉等地大医院多次作脑部 CT、支气管纤维镜、胃镜、喉咽镜等等检查，耗资数万元，没有发现器质性病变。医生诊断为"神经性呕吐"。治疗使用镇静剂，停药则发作。

中医对这类疾病就很有办法。中医、西医各有所长，各有所短，不能因为中医的短处而全盘否定它。也不能因为西医的长处而看不到它的短处，要科学合理地接受西医长处，不可使中西医混淆不清，影响临床治疗。中医、西医，要相互接受对方的长处，相互协调。这样才能更好地认识疾病，治疗疾病。中西医容易混淆的有以下几个方面：

第一，临证时，最易混淆的是中医脏腑与西医解剖学上的器官。中医的脏腑概念，是在观察人体外在表现症状时总结出来的，又称"藏象学说"，意即藏于内而象于外。对于藏于内的是通过外在表现推测出来的。它和西医所指实质性器官有很大的区别。

炎者，火也。肝炎即是肝上有热，即处以清肝泻热之药。这混淆了中医脏腑所指的"肝"与西医所指的实体的"肝"。中医的肝，主藏血、主情志、主疏泄、主筋、主怒，开窍于目，其华在爪。从这里可以看出，中医的肝，包含有很大一部分神经系统的功能、运动系统功能。这与现代医学的"肝"，区别很大。现代医学的肝，是最大的消化腺。是人体的解毒代谢器官。其他的中医的脏腑与西医同名器官，同样存在很大的区别。如"急性肾小球肾炎"，多属中医的"风水"。中医辨证认为，其病主要在肺，采用宣肺、发汗、祛水气的办法治疗。方用"越婢汤"（麻黄、石膏、甘草、生姜、大枣）。如果中医从肾论治，那就错了。

第二，西医的感染性疾病与中医的热邪热毒所致疾病相混淆。有些感染性疾病，属中医热毒热邪范畴，而很多慢性感染性疾病属中医寒证和虚证。

笔者曾治一例腰椎结核的病人。其腰部剧痛，瘫痪数年不能行走，此前许多医生除用西药治疗外，都以滋阴清热中药治疗。患者是一派阳虚阴寒内盛之象，腰冷痛、恶寒，遇寒则加剧。笔者选用乌头桂枝汤治疗，疗效较好。

对于感冒发热，有的医生不分风寒风热，全用辛凉解表之药，常致风寒感冒长时不愈。

第三，把西医检查诊断，作为中药处方的主要根据。这是极其错误的做法。如，西医检查为"病毒性肝炎"，就处蛇舌草、虎杖、连翘、贯众、板蓝根、苡仁等抗病毒的中药。

前段时间，有位慢性"乙肝小三阳"病人，总胆红素和直接胆红素，都超过正常范围。有位医生便给他处以蛇舌草、虎杖、贯众、连翘、苡仁、茵陈、山楂、黄芩、柴胡等治疗一月余。胆红素较前大幅度升高，且精神疲乏、食欲不振、腹胀。如此之多的苦寒之品，难道不伤脾阳吗？笔者就处以香砂六君汤加味治疗半月，胆红素恢复至正常范围，纳食及精神均好。

西医诊为癌症，就使用抗癌中草药，如三棱、莪术、青黛、苡仁、半夏、茯苓、蛇舌草、猪苓、壁虎、蟾蜍皮等等，而放弃中医辨证论治的原则，显然这是不对的。西医的诊断、检查，不能作为中医处方的主要依据，只能在我们判断疾病轻重、缓急、发展趋势、预后及处方用药的选择上，提供一定的帮助。中医论治的主要依据，还是辨证。

2. 现代病人的需求变化

了解现代病人的基本状况，是治疗疾病的重要前提条件。这里之所以要用"现代"二字，主要因为，现在的病人，与1990年以前大不相同。其需求也发生了变化。

第一，现在广告、传单、电视、报刊、网络、通信等无处不在。这就导致人们思想比以前复杂许多，且多不稳定，不专一。因此，在就医过程中，朝三暮四，东一榔头，西一棒槌。"病人选医生"的提法，虽然方便了病人，但也常导致病人选医生过程中，产生了一些随意性及不确立性。"择医宜慎，就医宜专"的古训，这个"专"字就很难做到。这样往往造成医生对一个病人的病情，缺乏连续的观察与治疗，以致影响治疗效果，延误治疗时间。

第二，社会风气及有关法律法规（举证倒置）的影响，扯皮的事已是司空见惯。社会上有这样一句话："若要富，找大夫。"正因为如此，医院或医生，常常受到不应有的伤害。

前年某医院的一位中医先生，用中药治疗一位肝炎病人，后来该患者得了类风湿关节炎。在没有明显证据的情况下，他固执地认为是吃中药引起的。因此，他将这位医生告到法院。

第三，现在人的生活方式与过去大不相同。看电视、电影、上网、跳舞、唱歌等，都是人们每日生活的内容。电话、手机、网络等通讯工具已基本普及。交通工具无处不在。它使人们的步行运动减少。住房睡卧的条件及日常用品，都带有现在的时代特征。与过去有很大的差别。饮食结构也发生了巨大变化。饮料、加工食品、保健品等，都普及到千家万户。过去那种因缺吃少穿而引起的疾病已经很少。科技的发展，使人们体力劳动大大减少。长期上网、看电视，会导致视力疲劳、颈椎病。方便面、火腿肠食之过多，可引起食欲不振，胃肠功能紊乱。人们运动量减少，会使人肥胖。

第四，医疗技术的进步及药物的多样化，给病人提供了广阔的选择空间。因为，人们医疗保健知识较过去有很大的提高。现在自己购药的人，越来越多。加之药物广告特别多，广告药物大多都是"风云药物"，红火两三年的光景，过后便无声无息了。而中医的许多名方、名药，没做什么广告炒作。经过几百年甚至千余年，至今沿用不衰。这说明它经得起时间的检验。证明有较好的疗效，如"金匮肾气丸"已经过1700多年，藿香正气散经过900多年，仍广泛应用于临床。还因为现代人的心态、生活方式、饮食结构等等，多与过去不同，致使现在人的体质与过去也不同。人们对药物的感受性与过去不一样，所以，现代人的肥胖症、高脂血症、高血压病、糖尿病、结石病、颈椎病、一些过敏性疾病等。其病人比以前大大增多。有不少人认为，中医古老不科学，煎药又怕麻烦。正是因为上述种种原因，医生改行的多了。我们中医改行的，当然包括在其中。笔者的同学，现在就有很多不做医生了。中医成名慢，收入比不上西医，特别是手术医生。这使目前真正从事中医临床工作的人减少。目前中医出现的断层现象是全国性的。

以上这些，都是我们临证时应该考虑的问题。《史记》中讲过病有六不治："骄恣不论于理，一不治也；轻身重财，二不治也；衣食不能适，三不治也；阴阳并、藏气不定，四不治也；形羸不能服药，五不治也；信巫不信医，六不治也。"按照这种观点看问题，我们医生遇到不治之病就很多了。但现在医院及医生都处于一种比较被动的境地。

3. 辨证论治

辨证论治，是中医突出特点之一。如果离开辨证论治的原则，那就不是中医治疗。中医诊治病人，就是辨证与论治这两个过程。

辨证，是将四诊（望、闻、问、切）获得疾病的材料进行分析、归纳、推理综合出病的病因、病位、病理变化、发展趋势、病的性质、轻重缓急等。这就是"证"。四诊，是中医获取疾病材料的必需手段。《难经》中说："望而知之者谓之神，闻而知之者谓之圣，问而知之者谓之工，切而知之者谓之巧。"四诊必须合参，才能准确辨证。看一下检查单或西医诊断，不通过四诊就开中药处方，这是不符合辨证论治原则的。中医的辨证有：八纲辨证、气血津液辨证、脏腑辨证、六经辨证、卫气营血辨证、三焦辨证等。这些都是很好的辨证手段。

论治，是根据辨证的结果及中医治则，确定治疗方法，最后选方用药，进行治疗。中医治则，主要包括以下几个方面：第一，医患相得（标本相得）。《内经》讲"病为本，工为标，标本不得，邪气不服"。第二，因时、因地、因人制宜。第三，治病求本，急则治标，缓则治本，先急后缓，先表后里，先新后痼。第四，正治、反治。第五，扶正祛邪。第六，异病同治，同病异治。

治疗方法就是八法：汗、吐、下、和、温、清、消、补。具体治法是直接针对"证"的。根据这个治法，再进行选方用药。选方用药应注意以下几个方面：第一，应依据辨证结果。第二，应遵循中药学、方剂学理论，如：四气五味、归经理论、升降沉浮、十八反、十九畏等。第三，大多应选择前人的有代表性的成方为基础。很多名方都是前人丰富经验的总结，包含着重要的思想观点。选择前人比较规范的名方作为基础，这样起码就借用了前人的经验，并要根据病情注意灵活加减。若自己组方，也应借鉴前人的经验。第四，可以参考现代的中药研究成果及西医检查与诊断，在不违背辨证选方的基础上，考虑选用适当药物。如治疗肺癌，在辨证选方的基础上，在处方中可加一味猪苓。因为研究表明，猪苓对肺癌有较好的治疗作用。治疗乙肝，在辨证的基础上，可加白花蛇舌草、虎杖等等。中医组方应是非常严谨的，如"金匮肾气丸"方：干地黄八两、山药、山茱萸各四两、泽泻、丹皮、茯苓各三两、桂枝、附子各一两。这是8：4：3：1的比例。无论是汤剂还是丸剂，使用此方，应按照这种比例处方。

　　笔者曾治一肾气丸证的病人，前面有的医生已开过肾气丸方，但未见效果，究其原因是药物剂量的比例问题，再以原方比例用之，收到了很好效果。

从事中医事业的人要常常提示自己，在接受现代先进技术与文化的同时，不要丢掉了祖国医学中最宝贵的东西。这也是笔者写此文的重要原因。现代中国很多大学的文化名人及我国许多国学权威，联合呼吁要读古代经典，不要丢掉了我们民族文化的精华。笔者想，这与我们对待祖国医学的态度有些类似。

当今中医学在很多方面已经有一定的发展。中医病理研究已成功地造成了很多中医证型的动物模型，并取得了研究成果。中草药的成分研究一直不衰，中药新药的开发更是现在人们追求的热点。有 1600 多种中成药，已定为国家保护药物。中西医结合已取得令人振奋的成果，中医学已跨出国门，越来越受到世界许多国家的重视。

（二）先后缓急说《伤寒》

《伤寒论》中对临证论治的先后缓急，论述颇多。其对临床实践，具有十分重要的指导意义。

1. 先表后里

这是表里同病时的治疗常法。表里同病而以表证为主，或表里同病而里证不急不重的情况下，应先治表，后治里。《伤寒论》32 条："太阳与阳明合病者，必自下利，葛根汤主之。"36 条："太阳与阳明合病，喘而胸满者不可下，宜麻黄汤。"以上两条皆以表证为主。邪盛于外，影响于里，故选葛根汤、麻黄汤先治其表。106 条："太阳病，经过十余日，反二三下之，后四五日，柴胡证仍在者，先与小柴胡汤，呕不止，心下急，郁郁微烦者，为未解也，与大柴胡汤下之则愈。"少阳相对阳明为表，因此，先以小柴胡汤解表，后以大柴胡汤下之。109 条："太阳病不解，热结膀胱，其人如狂，血自下，下者愈。其外不解者，尚未可攻，当先解其外。外解已，但少腹急结者，乃可攻之，宜桃核承气汤。"此条为表里同病，蓄血证虽在，但未至抵当汤证之急重，此时亦应先解其表，后治其蓄血。仲景还告诫人们，一般情况下，表里同病应遵循先表后里这一常法。他指出："外证未解，不可下也，下之为逆。"（44 条）"本发汗而复下之，此为逆也，若先发汗，治不为逆。"（92 条）在治表过程中，里证轻微，正气尚强，则能表解里自和，而不需治里。另外一种情况为解表而表证消失，但里证仍在或里证进一步显露，此时宜治里。

2. 先里后表

这是表里同病治疗的变法。表里同病而里证较急较重的情况下，应先治里，后治表。里证多为大实或虚寒阴盛之证。93 条："伤寒，医下，续得下利清谷不止，身疼痛者，急当救里；后身疼痛，清便自调者，急当救表，救里宜用四逆汤；救表宜桂枝汤。"此为少阴太阳同病，少阴阳虚阴盛比较急重，故先治少阴里寒证，后治太阳表证。128 条："太阳病六七日，表证仍在，脉微而沉，反不结胸，其人发狂者，以热在下焦，少腹当硬满，小便自利者，下血乃愈，抵当汤主之。"此条为里有大实之证，症状较急较重，故先治蓄血。蓄血证如消失而表证仍在，在治其表。常在先治里的过程中，表证消失，此时则不必拘泥于后治表而不需治表。如里证已除，表证仍在，方解其表。

3. 表里同治

表里同病而表里证相对均衡，或纯于治表表证难去而里证亦不解，或纯于治里里证难解而表证亦不去，或一举治疗表里证皆可解而不需先此后彼之治，如此之证则需表里同治。根据表里证之偏重而予以不同的表里同治之法。表证偏重，里证偏轻，则治表为主，治里辅之。38 条："太阳中风，脉浮紧，发热恶寒，身疼痛，不汗出而烦躁者，大青龙汤主之。"此方重在发汗解表，辅以除里烦热。里证为主，表证次之，治疗则宜偏重治里。168 条："太阳病，外证未解，而数下之，遂协热下利，利下不止，心下痞鞕（硬），表里不解者，桂枝人参汤主之。"此为太阳太阴同病，以太阴里证为主，故以理中汤治里为主，加桂枝以解表。表里证处于相对均衡状态时，宜表里并重治疗。40 条："伤寒，表不解，心下有水气，干呕，发热而咳，……小青龙汤主之。"
此为风寒外束，内有水饮之证，故宜解表与化饮并重治疗。

4. 急证急治与缓证缓治

以急证表现的程度可分为两种：一种是急性症状比较充分地表现出来，如254条："伤寒六七日，目中不了了，睛不和，无表里证，大便难，身微热者，此为实也，急下之，宜大承气汤。"另一种是急性症状表现不充分，稍历片时，方可较充分表现出来，323条："少阴病，脉沉者，急温之，宜四逆汤。"从急证的性质可分为大实与大虚两种。前者如大承气汤证、抵当汤证、大陷胸汤证等，后者如四逆汤证、通脉四逆汤证、白通汤证，等等。缓证病情相对稳定，变化缓慢，症状表现不急。此时不能用峻药急治，只能缓图之。395条："大病差（瘥）后，喜唾，久不了了，胸上有寒，当以丸药温之，宜理中丸。"此证为脾胃虚寒、寒饮不化所致，以理中丸缓治，温中健脾，祛寒化饮。

5. 峻药缓用与缓药急用

有的病证非峻药不能祛其邪，非缓治则伤其正。此时宜峻药缓用。135条："结胸者，项亦强，如柔痉状，下之则和，宜大陷胸丸。"本证为结胸邪偏于上，攻下宜缓，下之过猛，邪不易祛，且伤正气。130条："伤寒有热，少腹满，应小便不利，今反利者，为有血也，当下之，不可峻药，宜抵当丸。"此为太阳蓄血证。用抵当汤猛有余而伤其正，然非此方又不能祛其蓄血，故改汤为丸，峻药缓攻。29 条："少与调胃承气。"253 条以"以小承气汤少少（稍稍）与微和之"，均为峻药缓用之法。和缓之剂多用于缓证的治疗，但根据其功用又是亦可作峻药用。385 条："霍乱，头痛，发热，身疼痛，热多，欲饮水者，五苓散主之。寒多不用水者，理中丸主之。"五苓散与理中丸均为和缓之剂，然此霍乱之急可用之，前者通阳化气利水以止其呕利，后者温中补虚以止呕利。102 条："伤寒，阳脉涩，阴脉弦，法当腹中急痛，先与小建中汤。"此方为补中祛寒甘缓之剂。虚寒致腹中急痛用之正为适宜。仲景示后人临证时，不但要善于辨证用方，分清先后，而且还要通晓峻药缓用、缓药急用、一方多用之理。

6. 先简后繁，先轻后重

先简后繁，有两种意义：一为比较简单的病症与复杂的病症同时存在，则应先治前者，再治后者。新旧病同发，一般情况下，先治新病，后治旧病。二为用药时应先简后繁，运用比较精简之方能治其病，则不必用复杂之方。在简单之方用后，如病仍未好转，再考虑用相对复杂之方。311 条："少阴病，二三日，咽痛者可与甘草汤，不差（瘥）者，与桔梗汤。"先轻后重，主要是指方药用量上应遵循这一原则。症状表现尚不十分明确，或病情尚轻的情况下，应先以轻剂量方药治疗，在治疗过程中观察其变化，症状未消失或进一步明确表现出来，则再用重剂量方药。如使用轻剂量药物症状消失，则不必再用重剂量药物。219 条："阳明病，谵语，发潮热，脉滑而疾者，小承气汤主之。因与承气汤一升，腹中转失气者，更服一升……"此条言小承气汤由轻至重的给药方法。253 条："以小承气汤少少（稍稍）微和之。"腑实证成，"屎定鞕（硬），乃可攻之"，则以大承气汤攻之。

（三）有病切勿滥治疗

随着人们经济状况和医疗条件不断改善，有病乱治，过度医疗，已经成为较为普遍存在的社会现象。

有位 60 多岁的中学老师住进医院。他得的是肺气肿、肺源性心脏病合并感染、心力衰竭、空洞型肺结核和胸腔积液。医院的几位医生都是他教过的学生。出于对老师的关爱与尊重，他们使用了多种治疗方法，抗结核、抗细菌、强心、利尿、给氧及对症处理等，并输入白蛋白、代血浆。同时，每天以西洋参煎水冲三七粉喝，还加服其他中草药。结果患者胸闷闭、气喘、咳嗽等有增无减，一天晚上，突然窒息而亡。

还有一位 30 多岁的女性病人。出现右侧上下肢肢体活动不利，轻度瘫痪。在北京某医院诊为"神经胶质细胞瘤"。行手术治疗。术后右侧肢体活动较前便利，继续化疗，即出现血液中红细胞、白细胞减少。医院除了用西药治疗外，同时予阿胶浆口服，以提高红细胞、白细胞的数量。经过三个月治疗，患者右侧肢体麻木加重，右下肢不能行走。后来求治于笔者，认为应停止阿胶浆的服用。因为阿胶为壅滞滋补之品，能加重血瘀而致经脉不通，使右侧肢体麻痹增剧。遂改用补气活血之中药，治疗半月，右侧肢体活动功能恢复正常。

用西医的思维开中药是错误的。这就是不科学、不合理的混杂治疗。

像这样的多种方法混合一起的不合理治疗的病例，比比皆是。有多种西药混杂，有多味中药无理配伍的混杂，有中西药治疗的混杂，有药物与非药物治疗的混杂，有药物与保健品的混杂，有中药、西药、保健品、非药物治疗等多种方法的混杂。这样的治疗，通常很难起到作用。有时造成严重的副作用，甚至导致死亡。此类现象的发生，病人在其中起着主导作用。如何选择医生与药物，如何选择治疗方案，如何落实治疗方案。这些都取决于病人及其家属的思想行为，正如《内经》中所说的"病为本，工为标，标本不得，邪气不服"。

出现混杂的不合理的治疗，概括起来有以下几种情况。

第一，医生开出的处方，是一种不合理的混杂治疗，如有位医生给某高血压病人开出的西药、中成药多达20余种，有波依定、倍他洛克、依那普利、硝苯地平缓释片、辛伐他汀、脑血通、络心通、氢氯噻嗪、拜阿司匹林、罗布麻片、银杏叶片，等等。虽然现在西药提倡降压药应联合用药，但使用如此过多的药物是不正确的。

第二，同时选择多家医院、多位医生的治疗方法。有位糖尿病人选择了麻城、武汉多家医院多位医生所开的治疗药物，同时使用的药物有二甲双胍、格列美脲、拜阿司匹林、拜糖平、罗格列酮、糖尿病保健品及中药制剂等 10 余种。

第三，通过上网、看书、看电视节目等，对照自己的症状及辅助检查报告单，病人自己选择多种药物。现在这种现象很普遍，如果病了，首先自己选药，无效的情况下，再去看医生。

　　有位退休干部腹痛腹泻数天，自己选用诺氟沙星、藿香正气丸、参苓白术散等治疗，腹泻已止，但腹胀痛一直未见效果，两个月后找到笔者求治，予理气导滞的中药才得以治愈。

第四，在接受医生治疗的同时，自己加入或减少一些药物。

　　笔者曾诊治一胃脘痛半年的中年女性病人。起初治疗一周，胃痛明显好转。之后病人诉胃痛加剧，经询问方知：病人认为自己身体虚弱，需要滋补，在中药中加入了人参。这样导致气滞于中，胃痛加剧。

　　另位胆结石病人，医生给他开的处方中有大黄。病人认为大黄是泻药，自己身体不能承受，擅自去了大黄，结果疗效不佳。

导致混杂不合理治疗的原因很多。首先医生的诊疗水平及与病人的沟通能力，可直接导致这种治疗发生。诊疗水平决定治疗处方的合理性与否。

　　患者胡某有脑梗病史3年，前额头痛一周，于2011年3月求诊于某医院。医生开出处方：西比林、丹参片、尼莫地平片等，治疗一周，未见疗效，后再至医院，经另位医生仔细检查诊为"副鼻窦炎"，认为这是头痛的原因，经用抗菌抗炎药治疗5天，头痛消失。

肾结石与腰椎病引起的腰痛，胆结石与胃炎引起的上腹痛等，这些都是很易混淆的。诊断上的错误是方向上的错误，进而就必然导致治疗上的错误。

医生不能与病人进行较好的交流与沟通，不愿耐心去听取病人对病情的诉说，又不能很好地理解病人，不能给病人一些科学的解释与建议。这样，既不能从病人那里获得对诊治疾病有用的信息，又不能较好地获得病人及家属的信任，进而落实治疗方案。有的医生妄下诊断，使病人产生极大的恐惧。

　　有位病人在某大医院检查，发现肝脏中有小囊肿，医生告诉他，如果此病继续发展，情况就会很严重。此后病人失眠一周，体重下降10多斤。后经有关权威医生告诉他，这病只要保养好就没有大问题，病人这才得以恢复平静。

有位 14 岁女孩在其母亲的陪伴下进医院求医。该女孩食欲差，精神萎靡不振近半月，曾到过两家医院做过一些检查，未明确诊断，治疗未获效果。笔者仔细询问女孩及母亲，并作相应的检查，方知该女孩已妊娠两个月。有很多病人讳疾忌医，医生与之交流比较困难，有的人傲慢无礼，《史记》中认为"骄恣不论于理，一不治也"。

其次，对医生缺乏信任，自以为是，就医不专一，思想多变而不稳定，盲目追求高规格、高效率、快效果。这是导致治疗错误的重要原因。对医生缺乏最基本的信任，就不可能比较严格地执行医生所开的处方与医嘱。选择医生不专一，同时选择多种治疗，在治病过程中，思想不稳定，过于频繁地改变治疗方法。这样会使治疗无效，甚至有害。不切实际地盲目追求高规格的治疗、昂贵的药物、大型的医院、权威的专家。这常导致治病的失败。乡镇条件较好的人，多半要到县级医院治病。县级城市中有钱有势的人，多半到省级医院求医，甚至到更高层次的医院。这使国家颁布的分级诊治很难实施。

去年麻城有位有权势的人，带老婆去武汉大型医院诊治乳腺疾病。在那里忙了一整天，夫妻都很疲劳，最后，医院得出了一个结论：双侧乳腺增生。其实，这样的病在县级医院就能诊治的，没有必要长途跋涉至省级医院诊治。

第三，药物及保健品的丰富，同样可产生不合理的混杂治疗。常见病、多发病的治疗药物及保健品种类繁多。现在市场上补钙药及保健品达千余种以上。这使人们容易选择过多的药物及保健品，导致治疗杂乱。

2011 年，一位姜姓中年男士，患前列腺癌，做手术后，继而进行化疗，并自购银花蒜宝、灵芝多糖等保健品服用，未及三个月，病情加剧而亡。现在保健品宣传铺天盖地，常扰乱人们的思维。《中国公民健康素养》66 条（2015 年版）中明确提出，保健品不能代替治疗药物。

第四，医院、医生、药店无处不在。虽然方便了患者，但常使人们选医购药时带有盲目性，进而使治病保健出现错误。"病人选择医生"是从有利于病人择优就医的角度而提出的口号，但它可引起人们选择医生过程中的杂乱。现如今同时选择多家医院、多个医生是一种普遍现象。笔者经常遇到刚在别的医生那里诊治过的病人，马上转而求诊于笔者的。

第五，因为财大气粗，常导致很多人在治病时不科学地贪多，选择多种药物多种治疗，并且不尊重医务工作者，有的人患轻度感冒，除了吃感冒药，还要输液并服用一些保健品及营养品。本来单纯服点感冒药就能治好的，却偏要瞎折腾。显然，这是有点画蛇添足的味道。

2003 年，一暴富的男士到医院看医生，带有10 多人，前呼后拥的。在拍胸片时，他嫌医生行动慢，不问青红皂白就对医生拳脚相加。有钱财就轻慢他人，就认为可以随时买到健康。这是多么愚蠢的想法。

有位因腰肌劳损而引起腰痛的女性病人，服用中药一周，疼痛消失大半。她嫌治疗单一，又去做理疗，贴膏药，结果反而使腰痛加剧。有的病是不可能很快治愈的。很多病只能控制而不易根治。人们常求效心切，乱用药物，结果拔苗助长，适得其反。

以上论及的不合理的混杂治疗与合理的综合治疗，是截然不同的。这与时下提倡的精准医疗更是大相径庭。前者治疗很少产生效果，即使有效也常不稳定，多会产生副作用及不良反应，严重者危及生命。后者则多能产生良好的治疗效果，多能使病情朝着痊愈的方向发展。

良好的治疗方案的形成是不容易的。它需要医患双方的密切配合，即使合理的方案执行过程也需要克服很多困难。有的出现较大的偏差，有的根本就没有执行，尤其是慢性病，需要很长时间的坚持。长时间的坚持治疗也是不易的。此外还要根据病人的病情变化，不断地调整治疗方案。

要减少或避免不合理的混杂治疗，首先，医生应不断地提高诊疗水平及与病人沟通的能力。其次，应普及就医选药的基本常识，提高人们的基本素养，树立正确的健康理念。再次，建立良好的医患关系。只有这样，才能更好地施行科学的有效的治疗方法。

三、论健身

（一）修仙方法话摄生

《红楼梦》中的《好了歌》开头两句是："世间都道神仙好，唯有功名（金银、娇妻、儿孙）忘不了。"可见人们对权势、金钱、美色、亲情难以割舍，所以神仙难做，也做不成。但是古人修仙之道中，存在许多宝贵的养生观点与方法，对今天的人们养生保健，还是有很多的启迪和帮助的，值得今人借鉴。

1. 神仙的由来

古人观察到，日月移转不息、江水奔腾不止、高山雄伟奇异，风雨雷电之神威、天之高远、地之广阔、人之生死无常、动物植物千奇百怪等等大自然的现象。这给人们带来了无尽的遐想。认为都是"神的力量"在主宰着这些现象，主宰着这个世界。这就是产生"神"的思想根源。无论是东方国家，还是西方国家，人类的这种认识是相通的。进而人们又将"神"想象为具有与人一样的形态行为及思维意识。这就是将"神"人格化了。于是，思想上就自然而然地形成了一种具有超凡能力的人，这就是"神仙"。

神仙，从字面上理解，"神"有神奇、神秘的含义，而"仙"则是"人"旁有"山"，意指在山中修炼的人。古人将"神仙"指为具有超凡法力并且长生不老的人。

先秦著作《山海经》中有篇幅较大的文字，记载了丰富的神仙思想。《海外东经》中描写一神名叫天吴，长着八个人头，八条腿，八条尾巴。描写青丘国有种狐狸，长着九条尾巴。这便是《封神榜》中九尾狐狸精的创作来源。《大荒西经》中记载有个轩辕国，人的寿命最短的是 800 岁。《大荒南经》中记载有不死之国，姓阿，以甘木为食。这些反映了人们对长寿、长生不老的向往。

《庄子》中写道："藐姑射之山，有神人居焉，肌肤若冰雪，绰约若处子，不食五谷，吸风饮露，乘云气，御飞龙而游于四海之外。"其意思是：姑射山上有个神仙，肌肤像白雪一样，洁白光亮；像处女一样，青春漂亮迷人。不食五谷杂粮，只吸风饮露，乘着云雾，御驾飞龙，游于四海五湖。这是对神仙异于常人的描写。

自汉代道教产生后，神仙思想就更为丰富。不仅仅是关于神仙的一些理论，还有具体的道术及修炼成仙的多种方法。这就是修仙之道。

晋代葛洪在《抱朴子》《神仙传》中列举了 84 位神仙，并阐述神仙存在的道理，提出了修炼成仙和炼取金丹的具体方法。

神仙思想自然而然地渗入到古代的各种文学作品之中，成为神仙文化中的重要组成部分。李白崇道慕仙之举，屡见于其诗文中，《怀仙歌》中写道："一鹤东飞过东海，放心散漫知何在。仙人浩歌望我来，应攀玉树长相待。尧舜之事不足惊，自余器器真可轻。世鳌莫戴三山去，我欲蓬莱顶上行。"

文学名著《西游记》既具有丰厚的神仙文化思想，又具有丰富的想象力，第一次给我们展示了一幅完整的神仙世界。

2．健康是神仙的必备条件

神仙理论中描述了神仙具有三大特点：一是健康，二是具有法力神通，三是长生不老。而健康是最基础的条件，没有健康则不可能有法力，更不可能长寿或长生不老。

《吕氏春秋》中说："腠理遂通，精气日新，邪气尽去，及其天年。此之谓真人。"古代文化中真人，即指仙人。这是说，仙人腠理气血，流畅通达，精气神充盈，病邪之气尽去。这是一种健康状态。这样就可以享及天年。

《神仙传》中记述广成子 1200 岁，形体都没有一点衰老的迹象。这些都是阐述神仙首先应有健康的体魄。

正因为健康是神仙的必备条件，所以，修仙首先必须深通养生之理，并努力去实践养生之道。

3．修仙之道与保健摄生

修仙之道，指修炼成仙的方法。葛洪在他的著作《抱朴子》《神仙传》中认为，修仙首先必须有仙缘，就是有神仙指点，或者有缘得到天书、秘术、修仙秘方。除了仙缘外，还有一些具体的修炼方法。道家的神仙思想中的修仙方法，归纳起来可分为五类。

（1）恬淡虚无

这是修仙首先要修炼的境界。道教从老子那里继承了理论根据，老子主张"致虚极，守静笃"，意思是要尽量排除杂念，使心灵空虚而不杂，始终如一地保持清静，使神气静而不躁。道教认为"恬淡无为，神气自满，以此为不死之药"。《内经》上说："恬淡虚无，真气从之。精神内守，病安从来。"可见修炼恬淡虚无，对人的健身防病起着巨大的作用。魏晋时的嵇康在《养生论》中指出：养生有五难："名利不减，喜怒不除，声色不去，滋味不绝，神虑转发。"实际上分为三类：一是淡泊名利。二是摒弃声色滋味的嗜好。三是保持心情思想的宁静。说到底，就是要做到清静寡欲。因此，长寿者多为思想单纯、欲望不多的人。

（2）导引、守一、内观、胎息

导引，是指以主动的肢体运动为主，配合呼吸或自我按摩推拿而进行的一种锻炼身体、防病治病的方法。太极拳、五禽戏都属于此类。《三国志》中记述华佗长期进行五禽戏锻炼，"年且百岁，犹有壮容"，意思是将近百岁，仍然有壮年人的容颜与身体状态。

守一，就是用意念长期守住身体的一个部位。这个部位通常指丹田。道家认为，丹田就是产生内丹的地方。丹田有上、中、下三处：上丹田印堂，中丹田膻中，下丹田关元。通常情况下，意守下丹田，人入静放松后，意守下丹田，确能起到增强体质、促进健康的作用。

内观，又称内视，指情绪安静后，意想自己观视自身内相关的脏腑部位。这能使神气内敛，神静心定。

胎息，又称脐呼吸，是指用意念诱导的一种高度柔和的腹式呼吸法。

葛洪说："服丹守一，与天相毕，还精胎息，延寿无极。"他把这些方法，作为重要的修仙手段。

导引、守一、内观、胎息，这些养生方法在20世纪50年代被统称为气功。气功的种类达数十种之多。科学地进行气功锻炼，对人的保健养生作用已被世人所公认。

现代人总结了气功的三要素，一是放松入静。二是调整呼吸。三是一定的姿势或动作。

（3）服食金丹与其他药物

葛洪认为，要修成仙道就要服用金丹。因为，金有长久不变不腐的特点，黄金入火，百炼不消，人服以金丹为主的丹药就可成仙。

炼丹术自战国产生后，下至清朝中叶两千多年间都比较盛行，历代服食丹药者不计其数。既没有长生不老者，有益于身体健康者罕见，而服丹药中毒者却屡见不鲜。对此，明代医药学家李时珍在他的《本草纲目》中，对以往记载服食水银、雄黄、金石可以成仙之说，进行了严厉批判："血肉之躯，水谷为赖，何能堪此金石重坠之物，久在服胃乎。求仙而丧生，可谓愚也矣。"对《神农本草经》以及包括葛洪在内炼丹家提倡服石、追求长生不死的观念，也作了批评。例如在"水银"条下，李时珍说："而大明言其无毒，《本草》言其久服神仙，甄权言其还丹元母，《抱朴子》以为长生之药。六朝以下贪生者服食，至成废笃而丧厥躯，不知若干人矣。方士固不足道，本草其可妄言哉？"当然，李时珍也肯定了水银的治病作用。他说："水银但不可服食耳，而其治病之功，不可掩也。同黑铅结砂则镇坠痰涎。同硫黄结砂则拯救危病。此乃应变之兵，在用者能得肯綮，而执其枢机焉。"

在科学发展史上，炼丹术确有它的特殊贡献。炼丹术的主要贡献有三：一是开启了化学试验的先河。二是发明了火药（成为我国古代四大发明之一）。三是确立了某些药物的制作方法并炼出了一些至今仍然有效的外用药。如硫黄，仍是今天治疗疥疮的有效药物。

除金丹之外，古人认为，服用某些药物可以成仙。《神仙传》中记述卫叔卿主要是服用五色云母成仙。还记述服用灵芝、丹砂等药可以成仙。唐朝的《仙传拾遗》中讲述周穆王成仙吃的主要是素莲、黑枣、碧藕、白橘等。

《神农本草经》论述上品120味药物，大多能轻身增寿，强壮体质，使人不老成仙。这是秦汉神仙思想渗入的结果。

《千金方》记述了天冬、地黄、黄精、麻仁、柏子仁、松仁、茯苓、人参、云母、钟乳石等均为养生增寿之品。

以上记述的很多药，都是现在临床上常用的药物。按照中医辨证论治的原则科学用药，对滋补身体、强壮体质有一定的作用，否则就会对人体有害。现在不合理服用人参，导致人参中毒大有人在，被称为"人参综合征"。

对有些药物，古人对它有非常错误的认识，如云母、朱砂、钟乳石等。这类重物质类药，久服不但不能成仙，相反会中毒。比如：朱砂的主要成分是硫化汞，久服多服则中毒。

（4）辟谷，又称绝谷。道教认为：五谷杂粮，在肠中积结成粪，产生浊气，扰乱神明，阻碍成仙的道路。中医认为，饮食不当在体内积滞，影响气血运行，损害身体健康。

基于以上的认识，古代神仙术士们认为，要修仙道，就必须绝谷。不吃或少吃五谷杂粮，正像庄子所描述的神仙"不食五谷，吸风饮露"。

不食五谷杂粮（包括肉类），能致浊气排除、三虫不生、邪欲消除、气血通畅。不食五谷杂粮，并不是不饮不食，不吃任何东西，更不是绝食。它与绝食有区别。绝食分为两种，一种是抱着死亡的决心，不食不饮，最后导致死亡。另一种则是环境造成，没有食物，最后可能饥饿致死。而辟谷，则是古人为了健康长寿或者说为成仙而采取的一种修炼方法。多为时间不长的不吃食物或少吃食物，但一定要饮水。辟谷的时间，因人而异，短则一两天，一般是三天以上。古人有的长达20天以上。

辟谷又有全辟或半辟之分。全辟，就是通过练功，不吃其他任何食物，饮少量水或蜂蜜。半辟，则饮水并吃些瓜果、花生仁、核桃、红枣、芝麻等物，或吃少量其他食物。从服气与服药的角度又可分为服气辟谷与服药辟谷，前者是讲人进入一种气功状态，主要调整高度柔和的呼吸，而不食五谷。后者则是服一些药物，帮助辟谷。药物为黄精、人参、麻仁、红枣等等。

辟谷应以安全自然为度，不能刻意追求辟谷。因为，饥饿出现严重状态者，不能刻意坚持，应立刻停止辟谷，要将安全放在首位。有的人可全辟，有的人可半辟，有许多人不宜辟谷，如十二指肠球部溃疡、低血糖等等患者，辟谷方法使用不当，可导致饥饿而亡。

适当的一定短时间内的断食，对许多人的健康是有益的。这已被现代医学所证明。虽然不可能修成仙人，但科学辟谷是可以健身的。

现代研究表明：科学辟谷可治疗很多疾病，如：胃炎、肠炎、胆囊炎、胰腺炎、前列腺炎、糖尿病、精神病、高血压、高脂血症、脂肪肝、神经衰弱、头痛等等多种疾病。

人是一开放系统，需要能量的供给。人缺乏能量，就会饥饿至死。辟谷的方法是补给的食物少一些而已，或在较短时间内不补充食物。通过这种方法，达到健康的目的。

（5）房中术

又称房术、黄赤之术、房内。即中国古代的性科学。它包括有关性的常识、性技巧、性功能保养、孕育等方面的内容。道家将其与气功导引结合一起，以求长生不老。

道家认为，正确利用房中术，有助于人的健康，能使人保持美好的容颜，保持充盈的精神，还能还精补脑，并能使人长寿，与其他修炼方法一起可以修成仙道。

《素女经》中记述了黄帝御女成仙的故事。《左传》中记述了春秋时有一绝世美女名叫夏姬的。她从梦中学会了"吸精导气法"。其实就是采阳补阴之法。她在与男人不断交合中汲取男人"阳精"，结果，她年过四十仍有十七八岁少女容颜和风骚魅力。以现代科学观点看，显然，这是不可信的。

古人认为，天地交合，化生万物。此为天地之道。《周易·系辞下传》中说："天地细缊，万物化醇，男女构精，万物化生。"男女的正常交合为天地之道，有利于人的身心健康，强行禁欲，既不符合天道，又对身心无益。

房中术，其实质是男女两性性生活修为。以现代养生保健理论来看，其中有些内容，仍有借鉴作用。如房中术强调，性生活应是身体状态相对较好时进行。酒醉后不宜行房。应了解七损八益的道理，掌握男女交合的一些方法技巧。天气恶劣时不宜行房。性生活应注意节制，注意保精。性生活因人而异，因年龄不同而不同。这些观点，都是具有积极的养生意义的。

至于房中术中的采补术、还精补脑论等，都是缺乏科学依据的，是不可取的。

历代的皇帝平均寿命不到40岁。其主要原因就是纵欲过度。长期纵欲过度，就会"竭其精""散其真"。我们的祖先早已认识到了这一点。中医经典《黄帝内经》开篇第一论《上古天真论》，对此便作了明确阐述："以酒为浆，以妄为常，醉以入房，以欲竭其精，以耗散其真，不知持满，不时御神，务快其心。逆于生乐，起居无节，故半百而衰也。"用今天的话说，把酒当水浆，滥饮无度，使反常的生活成为习惯。醉酒行房，因恣情纵欲而使阴精竭绝，因满足贪欲而使真气耗散。不知谨慎地保持精气的充满，不按时保养精气、统御精神，却专求心志的一时痛快。违逆人生乐趣，起居作息，毫无规律，所以，到半百之年便衰老了。《黄帝内经》的观点，至今仍然是正确的。而现在有的人，却追求所谓长久"金枪不倒""雄起不衰"。显然，这的确是耗竭资源的坑人之举。

不遵循科学，不正确理解房中术，不科学地胡乱进行性修为，则常使人走火入魔，甚至丧失性命。历代因此而丧命者不在少数。

性欲不可纵，要有节制。科学合理有节制的性生活，对身心健康有一定的益处，但绝没有道教渲染的那么大的益处，更不可能修炼此法而成仙。

4. 遵循科学，破除迷信

神仙之道，是根本不存在的。《国际歌》唱得好，要创造人类的幸福，不靠神仙皇帝，要靠我们自己。要达到健康长寿的境界，主要靠我们自己科学养生。

古今中外，没有人能长生不老。人有生就有死。生老病死，是一种自然过程。现在研究表明，动物和人的寿命，一般是其生长期的五至七倍。人的生长期大约在 20~25 岁之间，而人类的最长寿命可达 100~175 岁。

神仙思想，表达了人们对健康长寿快乐的一种向往，同时也反映了人性的弱点。神仙既是人们向往的目标，又成为人们利用它达到一定目的的手段。过去的封建统治者，常常利用人们对神仙的迷信，加强自己的统治。利用对神仙的迷信，骗财骗色、忽悠愚弄他人的事，从古到今，屡见不鲜。

古代有的读书人，仕途失意或看破红尘，于是寄情于山水，躲避世事的纷扰，隐居以求仙道。有的人生活不顺，事业受挫，为求得一种精神寄托，于是就求神拜佛了。总之，我们应该破除迷信，遵循科学。这样，我们才能建立科学的世界观，才能克服愚昧，才能具有慧眼辨别真伪，才能科学选择养生保健方法。

世上没有一种包治百病的灵丹妙药和治疗方法，也没有一种健身方法，适宜于所有人。它们都是因人而异的。

对于神仙思想中许多合理的科学的养生保健方法，我们应该发扬光大，为今天人们的健康服务。对于那些带有迷信的、非科学的糟粕，我们应该摒弃。对于那些我们至今还未清楚认识的内容，则有待进一步研究与探索。

（二）《西游记》的启示

阅读《西游记》小说，或观看《西游记》电视剧，人们常为其富于幻想、离奇动人的故事而吸引。这无疑是一种调节心情、消遣时光的良好休闲方式。笔者则被《西游记》中所包含的深刻的养生道理及其反映的国人追求健康长寿的历程所感动。

1. 顾护本元与淡泊名利

吴承恩在《西游记》第一回开头便描写："自开天辟地以来，花果山顶上有块仙石，每受天真地秀，日月精华，感之既久，遂有灵通之意，内育仙胎。一日迸出一石卵，因见风，化作一石猴。"这便是孙悟空。孙悟空之所以能学成仙道，是因为他具有良好的先天条件，本元充足。他秉承了天地日月精华。菩提祖师由此则认为他是可造之才，传授他长生不老之道。

人从胎儿形成到出生这一过程中，禀赋充足，则元气充盈。元气又称原气，即本元之意。其禀受于先天父母，由先天之精化生，赖于后天的滋养。它发源于肾，故肾为先天之本，为生命动力的源泉，为人的生命之根。原气有赖于后天脾胃的滋养，故脾为后天之本。元气在胎儿的形成发育、生产及出生后成长、青壮年、老年直至死亡的整个过程中，起着决定性作用。孙悟空出生后，目运两道金光，射冲斗府，惊动了玉帝。目光有神、有光泽，即是元气充足的表现，又能反映人的聪慧思维。因此，"眼是心灵的窗户"。

保健养生，必须顾护滋养元气，避免元气受到损害。这是《西游记》中的重要思想。先天禀赋充足，加之后天注重滋养元气。这样才能获得健康长寿。《西游记》中描写的神仙们，都是本元充足之人，将菩提祖师描写成全神全气之体，即是本元充盈之体。因此，顾护本元是健康的第一要素。吴承恩还从多个方面提出了顾护保养元气的途径。一是写了许多补益元气的药物，如山药、黄精、茯苓、核桃、灵芝、火枣、碧藕等（第一回）。二是提出"口动精气散"。认为语言过多，就会伤人元气。万密斋在《养生四要》中指出"俭言养气"。人少言语，可以养元气。三是纵情色欲则伤人元气。第五十五回描写当女妖要与唐僧交合时，唐僧说道："我的真阳为至宝，怎肯轻与你骷髅。"真阳即指元气。人当奉为至宝，不可轻易泄漏。中国两千多年来的皇帝，平均寿命只有 30 多岁。寿命之短的原因，主要是他们多纵欲于酒色，导致本元消耗。古代的房中术，实际是阐述男女交合的科学。了解七损八益的道理，男女有节制的适度的性生活是有利于健康及保养元气的。四是要恬淡寡欲，淡泊名利。吴承恩在第十七回中写道："万事不思全寡欲，六根清净体坚实。"《黄帝内经》中说："虚邪贼风，避之有时，恬

淡虚无，真气从之，精神内守，病安从来。"可见精神意识
上的淡泊虚无，对人的元气有重要滋养作用。恬淡虚无就必
须淡泊名利。第一回有诗写道："争名夺利几时休，早起迟
眠不自由。骑着驴骡思骏马，官居宰相望王侯。只愁衣食耽
劳碌，何怕阎君就取勾。继子荫孙图富贵，更无一人肯回
头。"认为世人多为逐名利，而忘记了该重视的身体性命。
魏晋时的著名养生家嵇康，在他的《养生论》中指出，养生
有五难：名利不减，喜怒不除，声色不去，滋味不绝，神虑
转发。葛洪在《抱朴子》中说："养生首先应薄名利，禁声
色，廉货财，损滋味，除佞妄，去沮嫉。"他称此为"除六
害"。这些归纳起来是三类：一为淡泊名利，二为摒弃声色
滋味的嗜好，三为保持心情的宁静。张仲景在《伤寒杂病
论·序》中说："当今居世之士，但竞逐荣势，企踵权豪，
孜孜汲汲，唯名利是务，崇饰其末，忽弃其本。"意思是感
叹许多人们，对荣华富贵名利的孜孜汲汲的追求，而忽视了
自家性命这一根本。由于对名利的过分要求，人们常常心神
不宁，思虑不已，疲于奔命，生活工作无规律。这样就会大
大耗伤人的本元，严重者危及生命。一言以蔽之，淡泊名
利，能很好地保养人的元气。无论是疾病，还是劳碌过度，
最后都是伤及元气的。久病及肾，五劳所伤，都是讲的这个
道理。治疗预防疾病，避免过度劳碌，都是保养元气之法。

2. 八十一难与锲而不舍

孙悟空的名字，是悟道的意思。空，即是道。道，指自
然规律、养生规律。孙悟空求仙拜道、修成正果的过程，反

映了人们追求健康长寿的愿望与历程。在水帘洞做了猴王后，孙悟空整天与猴子们吃喝玩耍，好不自在。一日，突然想到寿命之短暂，不久便会年老血衰，不禁悲从中来，双目落泪，于是立志求仙拜道，以求长生不老。历尽艰辛，终于功夫不负有心人，找到了菩提祖师。祖师传授了他成仙了道的方法，让他法力神通。他苦苦学习修炼了七年，终于学有所成。从离开花果山至回花果山这一求仙过程，经历了二十个春秋，可见求道之艰难。吴承恩在第七回中描写，玉帝请来如来佛，降服大闹天宫的孙悟空。悟空面对如来炫耀自己神通广大、法力无边，并说："皇帝轮流做，明年到我家。"而如来说："玉帝经历了一千七百五十劫，每劫经历十万九千六百年，所以才能享受天帝这样的无极大道。"劫，主要是指劫难，同时也指漫长的时间过程。如来认为，孙悟空没有经历多少劫难，也没有漫长时间的修炼，自不量力，竟敢争夺帝位，于是将悟空压于五指山下。

　　上西天，一是取回真经传与东土，教化万民。二是师徒与白龙马一起，修炼正果，必须经历八十一难，才能达到这两个目的。缺一难就不能成功。难，既指灾难，又指困难。中国古代文化认为，九是最大的阳数。九九相乘为八十一。这用以表示经历很多各种各样的艰难历程，最后产生一种质的飞跃，得到一种圆满的结果。预示一种新过程的开始。这称为九九归真。这是写八十一难的主要道理。在第六十八回中写到了《难经》《素问》等医学经典著作。其中《难经》中论述了八十一难。这也许对《西游记》中描写成八十一难有所影响。从这些故事中，给我们带来很多启示，求道学道，一要坚定信念，明确目标。信念与目标，都要坚守不动摇。二是要不畏艰辛困苦，克服种种困难，勇敢面对。三是持之以恒，锲而不舍，始终不渝地朝着目的前进。四是要经历必要的过程（八十一难）才能实现理想的目标，没有捷径可走，没有速成的方法。这实际上，也是我们追求健康体魄、达到长寿境域的过程中应遵循的原则。现在许多宣传广告，讲求速成养生保健，这正好满足了人们浮躁的心理。事实上健康是不能速成的。

3. 养生贵在通达

第六十九回描写了朱紫国国王病状，面黄肌瘦，形脱神衰，少食欲，小便青而大便带血，胸腹闷满。其病因是三年前最宠爱的王妃金圣宫被妖精捉走，国王因此而受惊恐。惊则气乱。当时所吃粽子滞留于胃肠，加之昼夜忧思，则成此疾，号为双鸟（雌雄）失群之症，俗称相思病。孙悟空采用由大黄、巴豆、马尿、锅底灰、无根水，调制成"乌金丹"，用来治疗。大黄、巴豆一寒一热，均为峻泻之品，寒温并用，通达胃肠积滞，逐去宿食，宣畅气机。锅底灰，为柴烬之余灰，阳后之阴品，止泄安神。马尿，臊温走窜，通利人身之气血。无根水，荡涤浊气污物。此方确实含有深刻的医理。国王服药后，泻下许多污浊之物，内有糯米饭块一团（滞留于肠中的粽子）。少顷，则思进食，心胸宽泰，气血调和，精神抖擞，脚力强健，随之则病愈。

金元四大医家之一张子和的医学著作《儒门事亲》，书名之意，为读书人侍奉自己亲人的方法。他认为，最主要的途径就是汗、吐、下三法。讲的是治病养生贵在通达通畅的道理。汗、吐、下三法，是通达人体气机最基本的有效方法，故也是"事亲"的良方。呼吸、气血、六腑、腠理、情志等畅达，是人体健康所必需的。这不光是人之生理病理上的道理，也是世事的道理。帮助别人，不一定是给予多少财物，而是要使所帮助对象，在生活、工作、身体、事业上的通达顺畅。这才是助人的实质。六腑以通为顺。中医认为，应虚而不实，胃、胆、大肠、小肠、膀胱、三焦等都宜通畅。通过观察受纳饮食、大便、小便、出汗、呼吸等状态，来判断六腑的通畅与否。《吕氏春秋》中说："腠理遂通，精气日新，邪气尽去，及其天年，此之谓真人。"腠理，是人整体状态的外在反映。腠理的通畅，是人体健康的重要指标。《黄帝内经》指出："血脉营卫，周流不休，上应星宿，下应经数。"意思是人体经脉气血流行不息，上应星宿不息的移动，下应江河的流水。华佗所创的"五禽戏"，旨在使人气血流畅，取"流水不腐"之意。人的心理情绪，亦应流畅。情绪异常，可使人的气血逆乱。"怒则气上""喜则气缓""悲则气消""思则气结""恐则气下""惊则气乱"。心理学认为，心理情绪不流畅则产生心理障碍。心理疏导，是最常用的治疗方法。

　　吴承恩在《西游记》中，揭示了通畅通达是养生保健应遵循的重要原则。无论是锻炼身体，还是服用养生药物，抑或治疗疾病，都应重视遵循这一原则。练气功过程中，常出现放屁的现象。这是气血通畅的表现，也就是产生效果的反应。蜂蜜、芝麻等养生保健品，都具有通畅大便的功能。胆结石、泌尿系结石、冠心病、脑梗塞、肥胖症、阑尾炎、肠梗阻、肺心病、前列腺炎等许多病症，都相应地表现了不通畅的特点。这些疾病的治疗，都应用了通畅的方法。如中药"大黄牡丹汤"，是治疗阑尾炎的有效方剂，主要是泻下热结。中医认为，许多病症是气血不通所致。通则不痛，痛则不通。从这个意义上说，病则不通，通则不病，通则健康。

通畅，不是没有节制的，是有度的。通畅过度则为病态，腹泻、自汗、盗汗、多尿、月经过多、出血等，都是通畅过度的表现。因此，通畅原则是指有节制的、有限度的一种通畅。

4. 仙桃仙丹与中药

在第五回写蟠桃有三种：三千年一熟的，人吃了成仙了道，体健身轻。六千年一熟的，人吃了霞举飞升，长生不老。九千年一熟的，人吃了与天地同寿，日月同庚。太上老君所炼仙丹为仙家宝物，人吃了能成金刚之躯，刀剁斧砍均不能伤。这些反映了我国古代人们对药物的认识过程。秦汉时的《神农本草经》，是我国最早的药学著作。书中论述了365种药物的作用功效。将药物划分为上、中、下三品。上品多为补养之品，主要用于养生强身健体；下品药物多有毒性作用，主要用于治疗疾病；中品则介于二者之间。可见当时的药物，主要是用于养生保健的。这些药物都是一些自然物。其中大部分是植物，故称作"本草"。丹药是另一类药物，是自然物经过冶炼加工而成。人们希望通过炼制药物，产生更好的效果，从而实现长寿长生不老的愿望。炼丹术起源于战国，盛行于后汉、三国、魏晋，下至清朝中叶。历代炼丹及服食丹药者不计其数，既没有长生不老者，又没有任何有益于身体健康的记载。而服食丹药中毒者却屡见不鲜。历代最高统治者皇帝，多热衷于炼丹术及服食丹药，希望求得长生不老。据史籍记载，秦始皇、汉武帝、唐太宗、明嘉靖帝、清雍正帝的死，都与服食丹药有关。甚至连晋朝炼丹家葛洪的死，也可能与丹药中毒有关。这些丹药，多是重金属物或无机矿物，多数对人体有毒。因此，《西游记》中也没有说出仙丹的具体功效。

《西游记》对中草药有较多的描写。"人参果"是对中药人参的文学加工。《神农本草经》中写人参"主补五脏，安精神，定魂魄，止惊悸，除邪气，明目，开心益智，久服轻身延年"。吴承恩极富幻想地夸大了人参的作用。他写人参果三千年一开花，三千年一结果，再三千年才得成熟。闻一闻就能活三百六十岁，吃一个就能活四万七千年。现在人参仍是最常用的滋补元气的首选药物，多用于元气不足、气血双亏而导致的神疲乏力、面色无华等症。科学使用人参，能增强体质，促进健康。

书中第一回写了花果山的猴儿们，享用熟煨山药，烂煮黄精，还有捣碎的茯苓与薏仁所作的羹饮。这四味既是药物，又可作为食品，都有补益体质的作用。现在的不少药膳，都是选用了这些药物。如山药羊肉汤，用以补脾益胃，温中暖下，适宜于冬天手足寒冷者食用。黄精煨猪肘，用以补脾润肺，适宜于长时间慢性干咳者食用。茯苓饼子用以养心安神，化痰利湿，健脾开胃，适宜于失眠、食欲减退者食用。薏米莲子汤，用以健脾清热利湿宁心，适宜于口中乏味，食欲不振，睡眠欠佳者食用。大多数植物的果实，经过春夏至秋，吸取了大地的营养，接受了阳光雨露，而成为植物的精华部分。它同时又具有孕育新的植物体的潜力，大多有补肾强精、大补元气的作用，如中药名方"五子衍宗丸"，就是由五种植物的种子组成的（枸杞子、菟丝子、覆盆子、五味子、车前子）。吴承恩所写的桃、李、杏、梅、荔枝、龙眼、石榴、梨等果实，对人体健康有良好的滋补作用。

如来佛镇压孙悟空于五指山下后，众神仙前来敬贺，献出紫芝瑶草、碧藕金丹、交梨火枣。紫芝，指上好的紫红色灵芝。瑶草，泛指吃后对身体有很好补益作用的草药。古人认为，碧藕、火枣、交梨，都是修仙所食之品。现在这些物品，仍是补益身体的佳品。灵芝，仍是现在用于治疗肝心肺部疾病的常用药物。金丹，则是指古人为了修仙而炼的丹药。

除了写许多养生的中草药外，《西游记》还将中草药编成有趣的诗句，用以表达故事内容。第二十八回中写道："石打乌头粉碎，砂飞海马俱伤，人参官桂岭前忙，血染朱砂地上，附子难归故里，槟榔急得还乡，尸骸轻粉卧山场，红娘子家中盼望。"这里用了乌头、海马、人参、官桂、朱砂、附子、槟榔、轻粉、红娘子这九种中药名，生动地描写了当时激烈拼杀的战斗场面。第三十六回中写道："自从益智登山盟，王不留行送出城。路上相逢三棱子，途中催赶马兜铃。寻坡转涧求荆芥，迈岭登山拜茯苓。防己一身如竹沥，苘乡何日拜朝廷。"益智指一心一意取经，"王不留行"指唐王送别唐僧，"三棱子"指三徒弟，"马兜铃"指匆忙赶路的情景，"茯苓"指佛祖，"防己""竹沥"指唐僧心地清净，一尘不染，"茴乡"即指取经回乡。

吴承恩不但是杰出的文学家，而且还深通医道，精于药理。《西游记》中的中医药养生思想，对今天的人们保健养生，仍有借鉴作用。

（三）科学选择保健法

"从头到脚说健康""求医不如求己""健康秘诀""健康快车""四季养生""中医养生法""补肾秘方"等等诸如此类的书籍、文章、讲座，在社会上流传甚广，介绍保健养生法、祖传秘方、验方等，如此宣传多如牛毛，让人眼花缭乱，无所适从。

很多电视节目及书刊，大讲绿豆对健康的好处，人们争相抢购，煮绿豆汤，磨绿豆浆，食用绿豆成为一种流行时尚，导致绿豆价格飞涨。

有一中年女士，每天坚持喝绿豆汤，10天后出现腹胀、恶心、头晕等症。绿豆能清热解毒，脾胃阳虚气滞的人，不宜服用。喝了能致腹胀气滞。该女士正是脾虚气滞。笔者嘱其停服绿豆汤，予以藿香正气散治疗，三天后症状消失。另位中年男子，听信别人劝告，购买冬虫夏草制品食用，结果导致小腹胀满、腹泻，三个月不愈。究其原因，是本来就有湿热中阻、胃肠气滞，服虫草后，导致气滞加重。

药源性疾病，是因服药错误而出现的病症。现在人看病，首先是自己给自己看病。先翻一下有关书刊，上网查一查，再去购药。如果未见效果，继续上网，或查书刊，继续自己购药，病愈则已，未见效果，再考虑去找医生。医生开药后，仍生疑惑。有时除了使用医生所开药物外，还自己添加药物，甚至干脆不遵医嘱，不吃医生开的药物。

　　曾有一位女士，40岁，患腹痛。笔者予以理气止痛药5剂治疗，服药3剂，腹痛消失。后两剂，她自己加入红参于药内，导致腹痛复发。

有时医生开的药，也不一定对症，亦出现药源性疾病。现在药源性疾病很多。笔者几乎每天都会遇到因服错药而不适的病人。

　　曾看到过一位手臂烫伤的患者，使用放置陈旧的石灰而引起败血症致死的。也有滥用氨基酸，使病情加重而死亡的案例。笔者曾感慨地写过一篇《滥用药物如同吸毒》的短文，以告诫世人。

健身方法、健身器械也是一样。科学合理运用才能有效。这让笔者想到几年前健美教练马华，因患白血病而英年早逝。这与她的运动量过度有一定的关系。不合理选择与使用健身器械而引起病症的人也不少见。有的颈椎牵引器极易压迫颈部的血管而引起头晕。现在健身按摩床类型繁多。有一银行职工，使用健身按摩床一周，后出现头皮瘙痒，头发脱落。另位颈椎病患者，自己在家作颈项牵引，牵引的重量过大，时间较长，而导致昏厥，最后未能及时抢救而死亡。

前不久，看到一位几年不见的熟人增胖不少，经询问才知道她前年患腰椎间盘突出症。医生嘱咐卧硬板床，不要走路，因此很少走路，结果就变为肥胖症。笔者对她讲：腰椎间盘突出症疼痛发作时，卧硬板床，不走路是正确的。但疼痛控制后，就应适当走路，并要做一些腰部运动。这才是科学的选择。

世界上没有一种药物能包治百病，没有一种健身方法适宜所有人。这就像没有一把钥匙，能打开全世界所有的锁一样。

辨别与选择适宜自己的养生保健法，对于当今的人们非常重要。正确的选择，能让我们获得身心健康。错误的选择，既可付出巨大的代价，又会严重损害健康，甚至导致死亡，造成人财两空的后果。在这里，笔者介绍一些基本原则，希望能有益于人们选择适宜自己的保健养生法，以达到健康养生的目的。

健康是每个人都非常关注的，也是既熟悉又陌生的问题。熟悉，是因为人们天天都要谈到健康。陌生，是因为健康含义的不确定性和健康包含的内容深远博大。

吃喝拉撒睡正常，神志清楚，能做事，能玩，精神状态好，形体正常，性功能正常，身体无所不适。这些方面正常，就是健康。异常，就是疾病。这是老百姓对健康的认识。

从事医疗卫生工作的人，都熟悉世界卫生组织对健康的定义。认为健康，是指人的生理、心理及社会适应三个方面的良好状态。生理健康的标准，是指身体结构与功能的正常。心脏瓣膜病、多囊肝、多囊肾，即是结构的异常。虽然结构正常，但功能亦要正常。如肢体瘫痪的病人，其肢体结构正常，但功能丧失。这就是疾病。血压、呼吸、体温、心率、实验室检查等等，都是反映人体生理健康正常与否的指标。许多生理过程，现代医学仍然对其缺乏了解。有的病，用现代最先进的仪器检查，现代最权威的医生进行诊断，也得不出任何结论。笔者遇到过一些病人，检查不出任何异常指标，但就是感到不适。

> 几年前，有位要求诊治的 20 多岁的姑娘，经常咳出血丝，反复发作三年，在北京、上海、武汉等地以最先进的检查方法，均未检查出疾病原因。

心理健康，多是一些模糊的标准。社会适应的含义，更是不清晰的。能说过去当汉奸或叛徒的人，是社会适应好吗？因为，这里有文化道德的因素。因此，健康的概念，具有模糊性、相对性及不易统一性。

祖国医学认为，健康是阴平阳秘、形神相得，指人的阴气要平和，不亏不盈，阳气要坚固而不外泄、不卑不亢。人的精神，既不能过于亢奋，又不能疲倦乏力，形体要正常，精神要饱满。

每个人对健康的认识存在差别。有的人，本来有病在身，而他自己感觉良好。有的人，本无大病而自感病魔缠身，天天感到不适。有的人虽然有病，却自以为很健康。有的人虽然没什么大病，自己却疑神疑鬼。

如果严格按照世界卫生组织对健康的定义，世界上没有绝对的健康人。也就是说，没有一个完全没有病的人。没有百分之百的健康人，连神仙也有瑕疵。孙悟空患有红眼病，铁拐李则是跛足行走。因此，笔者认为健康是一种理想。我们一直在为实现这一理想，作毕生的努力。在这一努力过程中，会成就其他的许多事业。实现这种理想的程度，就是我们健康的程度。

健康是易损难复的。稍不小心，就有损于健康。暴吃一餐，就会导致消化不良。醉酒一次，如同大病一场。所以，俗语说"病来如山倒，病去如抽丝"。不好的习惯，容易对人的身心造成损害。大哲学家培根说过："不可信性格的力量，不可信言辞之豪迈，除非它被习惯所证明。"可见，无论是好习惯还是恶习，对人影响深远。过去的皇帝，尽管他们条件好，但他们多有恶习，穷奢极欲，纵情酒色，健康长寿的皇帝很少，其平均寿命不足四十。

人的健康，是一种动态过程。有时体力强，有时弱，有时情绪低落，有时情绪高涨。现代研究表明，人的智力、情绪、体力，都存在着高潮期、低潮期、临界期的周期性变化。智力变化的周期天数为 33 天，情绪为 28 天，体力为 23 天。我们在紧张时，血压就会高一些。放松时，血压就会低一些。在运动时，心率会加快，安静时，心率会变慢。

不同的年龄段，健康的标准不一样。儿童、青年、中年、老年，都是不一样的。如平静时，5 岁儿童每分钟 100 次的心率是正常心律，而成人每分钟 100 次的心率就是心动过速。儿童不能像老人的状态，老人不能像儿童、年轻人那样做事。

怎样才能了解健康状况呢？一是根据自我感受及出现的症状。二是通过体检及物理、化学的检查。有的人自感身体没有不适，但通过检查则能查出问题。这类人对自身的状态的感受性较差。很多肝癌的病人初期，都没有异常感觉。这说明健康，不光是个人的自我感受，还必须通过科学的检查。

人们对健康的重视程度存在差别。有的人比较重视健康，有的人忽视健康，有的人甚至有自残现象。人文学者、社会学者也重视健康，但他们有更纯粹的提法："生命诚可贵，爱情价更高。若为自由故，两者皆可抛。"孔孟提出"杀身成仁""舍生取义"的观点，认为人除了要注重健康外，应把生命的综合质量、社会价值放在首位，为了理想信念和荣誉，可以损害健康，甚至献出生命。因此，我们不能用社会适应的标准来衡量健康。

选择保健养生法的三个原则：

1. 实践检验

我们不能迷信广告，不能迷信药物，不能迷信权威。任何保健方法或药物或器械使用后无效，并感到不适或有严重副作用时，哪怕是世界最权威的专家讲的，都要停止使用。只要使用后有效，无副作用或副作用很小，就可继续使用，哪怕是乞丐告诉的方法。

　　1992 年，某省级医院一权威专家，给一位司机治顽固性背痛时，把他当作胸椎增生治疗，7 天后不但疼痛没有缓解，反而症状加剧。笔者告诉他，应立即停药。后来实践证明，他被查出的病是食道癌。停药是完全正确的。

　　2005 年一位肺结核病人，服用了 7 个月的抗痨药，出现了两脚发麻不能行走的症状。笔者对她说，出现这么严重的副作用，再继续使用这些抗痨药就没有道理。后经选择使用副作用小的抗痨药、神经营养药及中药治疗，其症状才得以缓解。

有的人吃药出现极为严重的副作用，还在继续用药。临床上的癌症，用放疗化疗，常常出现非常严重的副作用，如脱发，食欲不振，呕吐，疲乏无力，不能行走等。一般情况下，应该停止这种治疗。很多癌症病人，在不能承受化疗和放疗的状态下，继续使用化疗或放疗，最后大大损害了病人体质，常加速死亡。相反，许多农村的患者没有使用放疗化疗，存活时间比城市条件好的患者要长得多。

医疗过当的事很多。应当门诊治疗的病，就应门诊治疗。当做手术治疗的病才能做手术，不能做手术的就不要做手术。现在的人，特别是有钱人，选药要选贵的，选医院要选大医院，选医生要选权威。这是一个很偏激的观点。实际上，有的病根本不必要到大型医院治疗，小医院也能治疗，也能治好。

俗语说："气死名医海上方。"意指有的病，有名的医生没治好，而用民间的验方、单方治好了，这使名医很尴尬。有一牛皮癣病人，在北京、上海、武汉等地治疗多次无效，后得到一民间单方治疗数天而愈。

2008 年，有位来自加拿大的华人，多年来，自感胸闷，咽喉不适，每天放屁较多，奇臭无比，曾在加拿大、美国、上海、北京多次治疗无效，后来麻城。笔者予以辨证，处中药数剂治疗，症状消失。

实践证明，许多民间验方是有效的。如民间使用车前草治疗小便频数涩热，小腹胀痛（俗称"发热胀"，多为西医的"泌尿系感染"）。麻城农村常使用"火症草"（海蚌含珠）治疗痢疾。像这样的草药治病，对很多人是奏效的，而且无副作用。哪怕是土方，我们就可以使用。

现在许多人，喜欢买价格贵的药或补药，以为它们对人体大有益处。这是个误区。药与其他商品不一样。选药应只选对症的，不一定要选贵的。不应以价之贵贱来衡量，而应以效果和对症为标准。

2. 尊崇科学

选择正确的养生保健法，应遵从科学，按医疗、养生保健原则办事。作为普通人来说，一是要学习了解一些基本的医疗保健常识，二是要向有关健康专家或医生咨询（他们毕竟是这方面的专业人士）。现在很多人浮躁而不谦虚，自以为是，凭兴趣好恶选药吃药，喜欢自己买药吃。一般的感冒，消化不良，这样自选自服是可以的，重一些的病和复杂病症还是应去医院诊治。

西医强调明确诊断，然后针对病因、症状进行治疗。病毒感染就应抗病毒，细菌感染就应抗细菌，出血就要止血，血栓就要溶栓，胃病不能当作心脏病治疗，心脏病不能诊断为胃病。

二十年前，某医院的一位职工家属出现胃脘部剧痛。当时经治医生作胃痉挛治疗无效，结果患者突发死亡，最后诊断为"急性心肌梗塞"。

胃部痛与心绞痛，常常很容易混淆。有时候误把胃痛当心绞痛，有时候又把心绞痛当胃痛。这两种治疗是完全不同的。脑溢血与脑梗塞的症状，常常很易混淆。前者要止血，后者要活血。一旦错位治疗，性命难保。

中医遵循辨证论治的原则，寒者热之，寒证就要用温热药；热者寒之，热证就应用寒凉药；实者泻之，实证就应用泻法；虚者补之，虚证就须用补法。

数年前，笔者治疗过一肺炎的病人。病愈出院几天后，再次复发，症见咳嗽，痰黄，目赤，牙痛。经了解，知道他出院后立即喝了人参炖鸡汤。这属于不应补而补所引起的。

前年有位40岁男士，因性功能减退，有人建议他吃六味地黄丸补肾，结果适得其反。笔者观察他的状况后，认为他是肾阳虚，而六味地黄丸是补

肾阴的。建议改为金匮肾气丸。治疗一个月后，性
功能恢复如前。

儿童长期喝金银花露，常会导致食欲下降。这是因为金
银花会损害脾胃的阳气。凉茶"王老吉"中的主要成分之
一是金银花，多喝同样损伤脾胃。菊花茶不是所有人都能喝
的。有的人喝菊花茶可导致胃痛恶心反酸，也是因为损伤脾
阳所致。胃寒恶冷的人，不宜喝菊花茶。

治病的对象是人。故我们对待疾病应采取比较保守的态
度。不吃药能自愈的病，尽量不吃药。能吃药治好的病，就
不要打针。能保守治疗好的病，就不要去做手术。现在很多
人正相反，吃药能治的病偏要打针，保守能治的病偏要手
术。因饮食不洁引起的轻度腹泻，吃点抗生素及助消化药即
可治愈，不需要输液治疗。现在有的人出现腹泻就输液。
胃、十二指肠球部溃疡，一般情况下，不宜手术治疗。很多
小儿冬天顽固性咳嗽的原因，是因为经常输液。冰凉的液
体，使小儿咳嗽更不易痊愈。中医认为"形寒饮冷则伤肺"。
现在颈椎病、腰椎病做手术的比较多。在选择手术的人群
中，虽然对有些人有效，但远期复发的，并且出现后遗症的
人不在少数。现在像这样医疗过当的事，已司空见惯。

3. 辩证思维

辩证思维，是对认识的对象进行整体的联系的思考，并
对事物变化进行推理分析归纳，还要全面地认识事物的多个
方面。

选择保健养生方法、药物或器械，除了要知道它的正面作用外，首先要了解它的副作用与禁忌。之后，才考虑是否使用它。这应成为我们思考问题的一种方式。

倒行锻炼，能增强人的神经系统的协调性和腰部肌肉的功能，对驼背有一定的矫正作用。但视力差的人，倒行易造成跌倒而致人受伤。高血压头晕的人倒走，会因扭动颈部可致血压升高头晕加剧。双腿行动不便的人，更不宜倒走。低血糖、血压偏低的人倒行，都宜谨慎。倒行锻炼，还应选择合适的路面，并要看清障碍物。笔者所处的医院，每年都要诊治因倒行锻炼不慎跌倒而导致股骨骨折的病人，达 10 位之多。

喝绿豆汤可用于夏天烦热口渴，热毒疮疖的人也是比较适宜的。但腹胀、恶寒、胸闷、脾胃阳虚等不宜用。在使用祛风湿的药物时亦不宜。现代很多广告，只夸大宣传某些保健品或药物的正面作用，而很少提及副作用及禁忌。多年前的"三株口服液"，本来对治疗肠道菌群失调引起的腹痛腹泻有效，却夸大其作用，称其能治癌症。结果呢，这不符合实际的宣传，反而损害了它的声誉。这是该公司经营失败的重要原因。

数年前，很多报纸、电视上都有"中华灵芝宝"的广告，宣传炒作力度之大是惊人的，后来央视揭露了其骗局，全国上当受骗的人成千上万。不然的话，该经营公司数以亿计的人民币从哪里来呢。

无独有偶，同样 20 世纪 90 年代，山东潍坊肾病医院在全国许多电视台及报纸做了大量的广告，吹得神乎其神，后来还是这些电视台、报纸对它的骗局进行了曝光。它对每个住院病人平均收取三万元人民币。当时麻城有一位年轻的税务干部，在那里治疗一个月后，回来不久病亡。

冬虫夏草的价格比较昂贵。主要原因是因为稀少和炒作。不可否认，虫草有一定的补益肺肾的作用，用于治疗肺肾虚引起的喘咳有一定的效果，但绝不是许多人宣传的那么神奇，使用不当还有副作用。中医认为，食积、实证、气滞等病人，不宜服用虫草。

把某保健方法或药物的作用，宣传得越神奇，那么，它的作用就越是值得怀疑。这是一种辩证思维。选用适合于自己的保健养生方法，应该因人、因地、因时制宜。

不同的人、不同的时间、不同的地域环境、不同的体质、不同的疾病、或一个人不同的状态，对各种保健方法或药物的适应力、感受性是不一样的。列宁说得好，马克思主义活的灵魂，就是具体情况，具体分析，具体对待。

现在流行"跟风"。有的人听到或看到别人使用什么保健方法、吃什么药物有效，马上自己去仿效，而很少考虑这些方法和药物是否适合自己。

有一女士，看到别人用枸杞、红枣、西洋参开水泡后当茶饮。她自己便仿效一个月，结果经常出现呕酸，前胸胀满，后停药并用其他药物治疗，才使症状消失。

同是颈椎病，有的人适宜牵引，有的不宜牵引。腹胀、咳喘、发热的人，不宜服用人参。而气虚、四肢乏力、怕冷、精神疲乏的人，服用人参才有效果。

冬天锻炼时间可稍长些，强度可大些，而夏天天气炎热，如果像冬天那样的运动量、那么长的运动时间就会中暑。一个人的体质状况较好时，运动量可大些，时间也可长些，而出现腹泻、饥饿时，就不宜再去运动或只能做轻微的活动。

我国北方大多数人，不吃或很少吃辣椒。这是因为北方空气比较干燥，汗腺不易闭塞。所以，不需辣椒来疏通汗腺。湖北、湖南、四川、重庆的空气，比较潮湿，汗腺容易闭塞而致病，吃辣椒能发汗疏通汗腺。中医把这叫作祛湿。长期在湖北、湖南、四川等地远离海边生活的人，食海鲜过敏的人就多些。这是"一方水土养一方人"的道理。

去年一位年近九旬的女性老人股骨颈骨折，在家属强烈要求的情况下，进行手术治疗。术后半个月突然死亡。其骨折不进行手术，可能还不至于快速死亡。其年龄、体质，不能承受手术治疗。这是其死亡的根本原因。

（四）四季摄生说阴阳

《素问·四气调神大论篇》中说："所以圣人，春夏养阳，秋冬养阴，以从其根，故与万物沉浮于生长之门。逆其根，则伐其本，坏其真矣。故阴阳四时者，万物之始终也，死生之本也。逆之则灾害生，从之则苛疾不起，是谓得道。道者，圣人行之，愚者佩（违背）之。"这段话的意思是：

明白养生道理的人，春夏季节注重保养人体的阳气，使阳气不受到损伤，秋冬季节要保养人的阴液，不能使之受到损耗。要遵循这一根本规律，如果违反了这一根本，便会摧残人的本元之气，损坏人体的真气、精华物质。所以，四时阴阳的规律控制着万物自始至终过程，是决定万物生死的本源。违反这种规律，就要发生灾难。遵循它就不会患病。这样就可以说是明白了养生（古人称养生，亦称摄生）的真谛。明白事理的人就奉行它，而愚蠢的人则违背它。《黄帝内经》认为，人与大自然环境是不可分的。应顺应天地阴阳四时的自然规律。春夏是阳气生长、万物生长化茂的季节，人体应以保养阳气为主。而秋冬则是阴气滋生、万物收敛蛰伏的季节，人体应保养阴气为主。

《黄帝内经》中说："春三月，此谓发陈。天地俱生，万物以荣。夜卧早起，广步于庭，被（披）发缓行，以使志生。生而勿杀，予而勿夺，赏而勿罚，此春气之应，养生之道也。"这是说，春季的三个月，谓之发陈，是推陈出新、生命萌发的时令。天地自然，都富有生气，万物显得欣欣向荣。此时，人们应该一入夜了，就要开始睡觉休息，早晨天亮了就要起床，随后就要到庭院散步，披散头发，放松心身，使人的神志精神，随着春天早晨的生气而勃发，做些有利于培养人体生机的事，不要损伤生机，要满足人体必需的营养，而不能使人缺乏营养，提倡奖赏，不要惩罚。这是春天之气所要求的正确呼应、人体养生的道理。

夜间睡眠休息好，就能培养人体的阳气。凡是夜晚没休息好的人，起床后就会精神差。这就是阳气损耗的表现。早起正是应春天早晨阳气初升的时间，散步是强度较小的活动。动则生阳，也是养阳之法。春天对应人之肝脏，肝喜条达、舒展，厌恶抑郁，应放松身心，使身体舒展，气血流畅，则能疏肝理气。还要将神志精神保持良好的状态，使人体的阳气在春天得到煦养。

春天是人体阳气初升的时候，还比较稚嫩，很容易受到损伤，特别是寒邪湿邪的损伤，衣着较少，或过多接触寒冷之气，就会感受寒邪。如与冷水接触过多，而没有保护好，亦常致寒邪入侵人体，易使人发病。湿为阴邪，也能伤人阳气，接触水湿或出汗过多而没擦干，或淋水等，则伤人阳气，而致湿邪入侵人体，寒邪湿邪均易挟风邪伤人，而致风寒感冒、风寒湿痹、身体关节疼痛等。过食生冷可以损伤脾胃之阳，导致脾胃阳虚，而出现胃脘冷痛、腹泻等症。寒邪外束，人体阳气被郁，可产生风寒感冒，如果入里化热，可产生外寒内热之症。还可以入里热化为肺热、胃肠燥热之症，可见咳嗽、咽痛、口干渴、大便结等症。"春捂""春不忙减衣"，是人们春天保养身体的重要方法。

现代医学认为，春天是病原微生物如细菌、病毒、寄生虫等复苏的季节，如果抵抗力、免疫力下降，就易被感染而产生疾病。流感、流脑、咽喉炎、扁桃体炎、肺炎、支气管炎、腮腺炎等等，都是常发生的疾病。阳气，包括人体抵抗力、免疫力。阳气受损，意味着抵抗力下降。所以，春天还要适当加强营养，"予而勿夺"。

春天，由于春寒，很多人过多食用辛温香燥之品。这样易使缓慢升起的阳气，形成阳热化火，而成热证。可出现咽痛、牙痛、眼红、口渴等症。春天宜食酸味以养肝，滋润阳气而不使阳气上升过快，阳气过热。春天宜活动，但不宜过度活动。过度则伤阴而成阳热之症。"春伤于风，夏生飧泄"。春天伤于风，阳气受损，至夏天就会出现腹泻之症。

"夏三月，此谓蕃秀。天地气交，万物华实，夜卧早起，无厌于日，使志无怒，使华英成秀，使气得泄，若所爱在外，此夏气之应，养长之道也。"夏天是草蕃木秀、繁衍秀美、植物茂盛兴旺的季节。这个时候，天地阴阳之气相交，地气上升，阳气下降，经常出现雷雨闪电。这就是天地之气相交的征象。植物阴阳之气相交，开花结果。这个时令里，天黑了人就应该休息，天亮了就起床，与天地阴阳同步。此时白昼时间较长，应坦然面对长时间的日照问题，应保持无郁怒、无忧伤的宁静心态。要使外在容貌及内在精神，保持良好的状态，使腠理宣通，以散暑气，防止阳气被郁。还应使人心志指向身体之外，不能过分收敛、抑郁、思虑。这是夏天养生的道理。这里说明了夏天养生的几点基本原则：一是与天地同步，夜卧早起，以保养人体阳气。二是保证人的心情宁静，心静自然凉。三是要使人保持良好的状态，要注意避暑。四是要保证腠理的通畅，避免阳气被郁，并能宣散暑气。五是心志向外宣泄适度，不能压抑，思虑过度。

夏天由于暑热，容易伤津。人们常常以冷饮解渴，过量饮用冷饮凉茶，容易损伤脾胃，导致湿困脾胃，出现纳食不振、胸脘胀满之症。

2006 年，笔者接诊一位面黄肌瘦的 6 岁儿童。他却像 4 岁儿童模样，厌食，每次食量少，经常腹胀、腹泻肠鸣。经检查，发现轻度贫血，生长发育缓慢。原来是长期饮用金银花露、王老吉凉茶所致，后经健脾温阳，化湿和胃，治疗半月，症状才得以改善。

夏天气温高，人们为了避暑，享受现代科技带来的舒适，在车内、住房内、工作环境中，都普遍使用空调制冷。人们从高温环境，突然进入空调制冷的低温环境，最易导致腠理闭塞，而致阳气被郁，出现发热、恶寒厌食等症。

曾有一中年男士，夏天至台湾旅游10天，回家后出现恶寒发热，作感冒治疗10余天，未见效果。经中医辨证，才知是长时间在车内制冷环境下感受寒气，表阳被郁所致。后使用麻黄桂枝各半汤治疗，才获得效果。

夏天是人们洗冷水澡、游泳的较好时间。高温环境，突然进入冷水池中洗澡。这样易导致汗孔闭塞而发病。这都是伤人阳气的现象。"夏伤于暑，秋必痎疟。"夏天伤于暑热，秋天就会患上时寒时热和疟疾病症。

"秋三月，此谓容平。天气以急，地气以明。早卧早起，与鸡俱兴，使志安宁，以缓秋刑。收敛神气，使秋气平，无外其志，使肺气清，此秋气之应，养收之道也。"秋天是大自然从容、收敛、平和、万物成熟的季节。此时秋风嗖嗖，地气清秀，万物开始凋零，下午，天还没到黑，就要开始休息。这就是保护人的阴气。早晨鸡叫天亮了就开始起床，使神态保持稳定，借以缓和秋天的肃杀之气。精神内守，使秋气得以平和，使人体阴精内敛，不使意志外驰，令肺气清灵。这就是适应秋令的特点而保养人体收敛之气的方法。

秋天气燥，要注意滋阴润燥，适量吃一些水果蔬菜，不可大汗，勿使汗液外泄而伤阴，不宜过早加较多的寒衣。适度穿衣，使腠理收敛。这就是人们常说的"冻九"，就是指九月份衣服不能穿着过厚。这样才能培养人的阴气。夜晚睡时延长，是养阴之法。精神内敛内守，使阴气守于中而不外溢。此时多食辛燥之品则伤阴液。神不内守，放荡不羁，则导致阴精外泄。剧烈运动，会出现大汗则可伤阴。"秋伤于湿，冬生咳嗽。"秋天吃寒冷食物过多，导致寒湿不化，冬天就会咳嗽。

"冬三月，此谓闭藏。水冰地坼，无扰乎阳。早卧晚起，必待日光，使志若伏若匿，若有私意，若已有得，去寒就温，无泄皮肤，使气亟夺，此冬气之应，养藏之道也。"冬天是万物蕴藏、生机潜伏的季节。水结冰，地冻裂，天寒地冻，人们不宜强度大的运动。不宜烦躁不安，避免扰动阳气。应天还没黑，就要休息。早上要等天光大亮日出才起床。要使意志伏藏，要有满足感，还必须避寒就温，不要让皮肤开泄出汗，要使腠理收闭，以保阴精。这是适应冬季的气候而保养人体闭藏机能的方法。

冬天就是闭藏人体阴精之气的季节。避免阴液外泄，呕吐、腹泻、男女房事过多、女性月经量过多，或出血过多都是伤阴精的。《黄帝内经》中说："冬不藏精，春必病温。"冬天阴气受损，就会导致正气不足，进而至春天就易受到外邪侵袭而发病。冬天受寒，或过食生冷，或伤寒湿，常导致阴寒不化而生寒湿之症。这也是没有很好养阴的表现。

2004 年冬，有一位女士，因外伤出血较多，次年春天经常感冒。先后患急性眼结膜炎、急性泌尿系感染、咽喉炎等症。这是因为出血过多，导致人体阴精没有闭藏、正气虚弱所引起的。"邪之所凑，其气必虚。"

冬天因寒冷，烤火取暖，或使用空调、电热器升温，使用过度，可化燥伤阴，或过食辛辣香燥的食物，也能伤阴。

冬天进补，实际就是闭藏的一种形式。应根据每个人身体阴阳气血偏衰而选择补药。阴虚者，宜多选择百合、麦冬、石斛、生地等。阳虚者，则可选用当归生姜羊肉汤、鹿茸等。气虚者，可选人参、虫草、肉苁蓉等。血虚者，可选用当归、阿胶等。尽管是冬天，也不能盲目服用补药。属实证的如食积、外感发热、肺热咳嗽等，均不能滥用补药。

1985 年冬天，笔者遇到一肺热咳嗽病人，西医诊为急性支气管炎，经一周治疗，症状已消除大半，而他却马上就喝了人参炖鸡汤，结果又出现发热、眼红、咳黄痰。这就是滥吃补药所致。

（五）健身运动要科学

"生命在于运动"，是法国思想家伏尔泰说的一句名言。现在被很多人引用到锻炼身体中。这句话是针对人而言的，指人的健康生命需要运动。运动主要指人体外在的可见的机械运动，并非化学的、物理的、思维的运动形式。有节律、有规律的科学的运动，才有益于生命与健康，反之有害。

运动强度过大，超越生命个体能耐受的限度，对人有较大的损害，甚至危及生命。战国时期秦武王逞能，强力举重鼎而命丧黄泉。运动时间过长，超越人体耐受范围，亦会产生同样的结果。

2009 年，麻城一中年男子不间断骑自行车，自麻城至红安，行程 120 公里，超越了其耐受限度，结果突然心跳骤停。

2011 年，有位 62 岁的女教师。退休后，以跳舞作为锻炼身体的方法，每天早晚各跳舞约 2 小时，坚持半年后出现多汗，口渴，经常心慌，烦躁，身体燥热，疲倦乏力，后经检查确诊为"甲亢"。这是运动时间过长所致。

运动量过少、强度小而时间短，同样起不到锻炼身体的效果。现在很多人出门就乘车，进门就坐躺。这样导致了很多疾病的产生。肥胖症、高脂血症、糖尿病、结石症等许多疾病，都与运动量过少有关。

2008 年，遇到一位朋友，因治疗腰椎间盘突出症，医生嘱其卧硬板床治疗，多睡少走或不走，三个月后体重增加了 30 斤。主要原因是没有步行运动，床上运动也较少，同时没有很好控制饮食。

　　既要科学地选择运动形式，又要科学合理地运动。肥胖者可选择慢跑、爬山，结石症可选择震动性运动，结核病可选择散步，腰肌劳损及驼背可选择倒行运动，颈椎病可选择放风筝等。运动时，也要讲究科学合理。笔者有一同学，将打太极拳作为锻炼身体的方式。因姿势不合理，而致踝关节多次扭伤，每天锻炼一次，坚持了半年，结果出现跛行，后来经治疗修养半年后才有所恢复。运动的科学性，就是一定的运动强度持续一定时间，还须要一定的节奏，要有运动前的准备，运动后的收尾环节。比如游泳，入水前要做一定的热身准备活动，游泳结束，要迅速擦去身上的水，并且要注意保暖，还须作轻微的运动。剧烈的运动突然停止，或突然进行较剧烈的运动，这都是不科学的。长期进行运动锻炼的人，突然有段时间停下来，或长期没有进行锻炼的人，突然做运动量较大的锻炼，这些都对身体有害。

　　有人认为多休息、多安静、少运动，有益于健康长寿，常以乌龟作为例证来说明。动物学家观察到：乌龟有不少的运动。它是借由头颈部及四肢的伸缩来完成呼吸运动的。其肺部有一条肌肉连接前脚，当前脚前后摆动时，拉动肺部肌肉，使空气进入肺部完成吸气动作。之后，另一条肌肉会挤压内部器官将废气排出，如此周而复始，完成乌龟的呼吸动作。所以，乌龟即使在休息，甚至在睡觉时，前脚仍会不由自主地摆动。因此，运动对于乌龟仍然是非常重要的。再者，乌龟与人在身体结构、生理功能、内部代谢、进化层次等等各个方面都存在巨大的差异。乌龟是变温动物，体温随环境温度变化而变化。人是恒温动物。乌龟代谢缓慢，有时甚至深度睡眠数月。而人的代谢较快，以昼夜为节律进行睡眠的。乌龟通常情况下，每分钟 4 次左右的呼吸，而人的呼吸每分钟 17 次左右。乌龟血的携氧能力为人类的两倍。我们古人很早就认识到乌龟的生活规律，对身体有良好的作用，创立了"龟息术"用以健身。龟息术的要领，一是让意识入静，二是修炼使呼吸细长，让呼吸节律变慢。

科学适量的运动，能促进人体各种机能，促进人体对食物的消化、营养的吸收利用，能促进人体正常代谢，并排除代谢产物。运动过少，身体机能就会下降，对食物的消化、营养的吸收能力降低，人体代谢就可出现紊乱，代谢的废物也不能正常排除。中医认为，动则生阳。阳气能保证人体发挥正常的各种机能，能使气血通畅而使身体健康。

现在提倡的有氧运动，强调运动有一定的强度，持续一定的时间（多为 30 至 50 分钟），要有节奏，并且要长期坚持。慢跑、快走、爬山、游泳、太极拳等等，这些有氧运动，是适宜大部分人的。总之，运动量、运动强度、时间、运动方式，都是因人而异的。即使是同一个人，也因状态而异。

华佗根据"流水不腐"的道理，认为人的健康生命需要运动，创立了"五禽戏"这种运动形式，用以强身健体。

运动对生命健康是有益的。同样，休息安静对人也是有益的。安静，除了指人体外在形态上的相对静止外，还指人心境的安宁、闲静。这对人体同样是不可少的。劳逸结合，动静结合，才是有利于生命的基本形式。动静的交替，是形成人体各种生物节律的主要原因。从哲学的观点看，运动是绝对的，静止是相对的。动静总是在相互转化，运动有时有利于人体进行休息，休息好又有利于运动与工作。

"天行健，君子以自强不息；地势坤，君子以厚德载物。"意思是，人应像天之日月一样，有规律长期地运动，以显示坚毅自强。应像大地一样宽阔厚重，方能承载万物。刚柔相济，生生不息，才是健康生命体的特征。

（六）努力保持好心态

良好的心态、心境、心情，是健康的四大基石之一。宁静的心情，是对健康非常有益的。宁，是安宁、安详之意。静，指心静，不烦躁，不忧郁，平和，思想清晰。"非宁静无以致远"，心的宁静，是最难做到的。大到国家领导人，小到平民百姓。这都可以作为修炼身心的境界。

气功锻炼中，调整意念，使思维意识达到入静状态，是很难做到的。入静，就是将心态调整至相对宁静的状态。绝对的宁静是没有的。

人有七情六欲，才称之为人。关键是要调整好心态和情绪。人的欲望无止境，人的思维思想非常复杂。这都是宁静难以做到的重要原因。

外在的名利声色等，对人有较强的诱惑力，使人的心情难以安静下来。如果对名利比较淡薄一些，对色与情处理得当。这无疑会对健康有益。

通常调整心态，可采用八种办法。

1. 放松身心

首先思想要安静，少去思考问题。日本有位医生提出了"五分钟静思法"，是指在醒觉状态下，每天花 5 分钟时间静坐，什么都不想。这能有益身心。《黄帝内经》开卷第一篇《上古天真论》即说："恬淡虚无，真气从之，精神内守，病安从来。"意思是说，人只有心境放松，才能做到身体放松。因此，人心情要清静安闲，排除杂念妄想，以使真气顺畅，精神守持于内。这样，疾病就无从发生。又如，在练气功时，常用意识来放松身体，这是一个好办法。休息好，适量科学运动，也是放松身体的重要方法。现在许多疾病，如抑郁症、失眠、心理障碍、冠心病等等，都与身心紧张有关。

2. 与人交流

与朋友、亲人及其他人交流，都可以调整自身的心理过程，疏通自身的情绪。交流有面谈、书信、短信、电话等等各种方式。人的情感应像河流一样流畅，才不致得病。抑郁症、心理障碍等，都是情感不流畅所致。很多精神病，都是因为情感凝滞不通而致。

3. 努力工作

一个心理正常的人，是需要工作的。良好的工作状态，能使人注意力集中，使身体保持一定的紧张度，调动人体内在的积极因素，可以使人保持良好的精神状态，使情绪找到释放的地方，能调节人的心理，并能使思想得到升华。

4. 提高自我调节能力

不断加强自身修养，努力学习，提高自我心理过程的调整能力，还可以有意识地去适应某些险恶环境，接受某种不良刺激，以磨砺自己对刺激的承受能力。笔者曾诊治过多名患精神疾病的少年学生。他们多为从小处于优越环境中生活，一旦环境变换，就对心理刺激、挫折、失败都缺乏承受能力，进而罹患精神疾患。

5. 降低要求

诸多的不愉快，常常是我们要求过高过多。很多要求在现实中难以实现，就要顺其自然，不能强求。降低一下要求，就会获得轻松一些、快乐一些。"退一步海阔天空"，说的就是这个道理。降低要求，并不是要放弃自己的理想与信念，要求包括对自己和对他人的要求。

6. 参加文娱体育活动

文娱体育活动，能帮助人们产生良好的心情。放松身心，能调动人的思维能力，有利于预防痴呆症。

7. 求助于心理医生

要保持心理健康，必要时应求助于心理医生，进行心理疏导与分析。

8. 药物辅助

精神类药物一般不宜用。非常焦虑或痛苦，可求医慎重使用，而有些非精神类药物可适当使用，如逍遥丸、维生素 B_1、谷维素等。

四、论饮食

（一）八条原则说饮食

对于合理膳食，笔者归纳了八条原则。

1. 新鲜卫生

饮食应新鲜卫生。这样，既能保证人对食物营养的正常吸收，又能避免食物中毒及一些感染性疾病。不新鲜、不卫生的食物缺乏营养，多含有细菌、病毒、寄生虫卵等，甚至含有有毒物质。

据有关调查资料表明，20 世纪 70 年代，河南省林县是食道癌的高发地区。其原因就是与当地长期吃不新鲜的盐腌的菜有关。细菌性痢疾、急性肠炎、蛔虫病，都是因为吃了不洁饮食所致。"饭前便后不洗手"，是许多儿童寄生虫病的主要原因。

2. 以素为主，荤素搭配

吃动物食物过多，常引起营养不平衡。以素食为主，荤素搭配，则可以起到营养平衡的作用，可预防癌症、高血压、动脉硬化、脂肪肝、冠心病、中风等。吃动物食物比例较小，能避免摄入过多脂肪，保证正常营养，进而有益于健康。

3. 不咸不甜，咸淡适宜

不咸的食物，能保证钠离子正常摄入，避免心血管及肾功能的损害。甜食不宜摄入过多，才能保证血糖的正常，从而预防糖尿病。食物咸了，就是含钠离子过多。食物甜了，就是含糖量过高。前者影响心脑血管及肾的功能，可导致心脑血管及肾的疾病；后者则影响人体正常血糖，可导致糖尿病。

4. 干湿搭配

这种搭配吃起来，舒适可口。如早餐吃两个馒头一碗粥，再吃点菜就很不错了。这种吃法容易消化吸收，既补充了人体必需的水分，又补充了其他营养物质。

5. 宜吃主食

面粉、大米、玉米、马铃薯等主食，是我国人们长期适应的食物，是比较容易接受的。是人体所利用能量的主要来源。其中所含碳水化合物，是人体必需的也是最能利用的能量。有的人为减肥而不吃主食，这是非常错误的。喝了酒，就不吃主食，这是很不利于健康的。吃主食有助于人体对酒精的分解与排泄，可以缓解醉酒症状。

6. 淡腻搭配，以清淡为主

清淡的食物，是指脂肪含量少的食物。腻味食物，是脂肪及蛋白质含量高的食物。饮食应以清淡为主，可适当配合少量油腻食物。这既摄入了人体必需的脂肪及蛋白质物质，又控制了脂肪摄入过多。同时，又有利于人体的消化吸收。

7. 勿饱勿饥，七八分饱，勿偏食

过饱，会加重人体胃、肠、肝的负担，可导致营养过剩。过饥，可致人体营养的缺乏。有粗有细，勿偏食，就是既有粗粮又要有细粮，饮食多样化，才能符合饮食营养平衡的原则。现在有人提出饮食"红黄绿白黑"，实际就是讲饮食的多样化。有研究表明，日本人长寿与其食物的多样化有关。

8. 依据体验，调整食物

因为人都有个体差异，所以，人们应根据自身的体验选择食物。某种食物某人吃比较舒适，另一个人吃了很可能不适应。这就要根据自身体验来选择食物。有的食物当时吃了有点不适，过后人感到比较舒适。这样也可以选择。有的当时吃后感觉好，过后不适。这样的食物，我们最好不选择。

有的当时不适，过后也不适。这样的食物，就根本不能选择。当时食用舒服，事后感觉好。这样的食物是我们无疑要选择的。

（三）常见饮食合理用

合理膳食，是健康的四大基石之一。在这里列举一些食物与饮料的使用时注意事项。

从健康的角度出发，只有人类能喝能吃的，而对健康无害的饮食，才能称为健康饮食。不能作为饮食的物品，是不能服用的，如污浊之水及有毒之物等。人类的饮食范围非常广泛，既有动物，又有植物，还有无机物。因地、因时、因人，皆有所不同。有的地方，老鼠肉为常用食物，而很多地方则不食老鼠肉。汉族人，猪肉是常用食物，而回族人不吃猪肉。有人饮一瓶白酒不醉，而有人喝一口就醉了。合理饮食，要符合营养平衡原则。选择好，搭配好，加工好，因人制宜，在此基础上，还要求色、香、味、美，追求文化内涵。除了这些，饮食还应特别注意，要有节制。如何节制呢？这就涉及饮食的选择、使用和禁忌。

1. 正确饮用牛奶

牛奶被人们称为接近完美的食品。其营养成分为蛋白质3.1%、脂肪3.4%～3.8%、乳糖4.7%，还富含矿物质及维生素，对人体有较高的营养价值。其有降糖降脂、增强免疫力、抗癌等功效。中医认为，牛奶能补虚损、益肺胃、养血生津润燥、解毒。可用于治疗虚弱劳损、反胃、噎嗝、消渴、血虚、便秘等病症。

牛奶必须合理饮用，才会对身体有益，如饮用不当，不但于身体无益，还会产生不良反应。若是腹痛、腹泻患者，饮用牛奶会使症状加剧。若是脾胃虚寒者，饮用牛奶可产生腹痛。牛奶经铜器煮沸或日光照射，其营养成分特别是维生素会遭到破坏。有许多人在牛奶中加钙粉，认为这样可以增强其补益效果。其实，这是个误区。这是因为，牛奶加钙后不易被人体吸收，还容易形成沉淀，导致出现结石。牛奶加果汁，也会对人体有害。一般情况下，不宜饮用冷牛奶，尤其是夏天，因为牛奶性凉，容易损伤脾胃。生牛奶含有较多微生物，故煮沸后饮用更安全有益。煮奶期间不宜加糖，以免破坏其成分。

2．合理饮用开水

现在，市场上各种饮料，五花八门。有些人专喝饮料，不喝开水。这样做是不利于身体健康的。人的身体组成中70%以上是水。水是人体第一营养素。现在研究发现，开水除了能止渴、解除人体缺水状况外，还有多种作用。

其一，开水中的氯气含量比一般自然水低。开水的表面张力、密度、导电率等性能比自然水高，与生物细胞内的水十分相似，因而易于渗透细胞膜，并被人体吸收利用。

其二，开水能清洗胃肠。对血液进行稀释，降低血液黏稠度，有益于促进血液循环，从而有利于预防高血压、脑溢血、脑血栓、心梗、心绞痛等的发生。

其三，开水是煮沸后的水。水中的许多致病微生物，经过高温都已灭活。这样可以避免病原微生物的感染。

其四，根据中医理论，寒则气下，冷开水有清热降气止呕的作用，并有利于排便，而热开水有升发的功用，有助于解表治感冒，并能醒酒提神、升阳益气。

3. 蜂蜜、蜂王浆的合理服食

蜂蜜有很高的营养价值，对人体有很好的医疗保健作用。中医认为，蜂蜜具有补中益气、健体强身、解毒止痛、润肠通便、调和百药的作用。现在认为，蜂蜜有抗菌防癌、护肝解毒、提高免疫力、清洁肠道的功效，被称为"人体清洁工"。但是，并不是所有人都能饮用蜂蜜。所以，在服用蜂蜜时，应当注意几个方面的问题。

其一，宜温开水或冷开水冲服或直接服用。温开水（60℃以下）冲服，不至于破坏蜂蜜中的有效成分。冷开水冲服时，通便作用较强。不加开水直接服用时，通便作用更强。

其二，肥胖者服用蜂蜜宜少不宜多。过多服用蜂蜜，会导致体重进一步增加。

其三，大便泄泻者，一般来说，不宜服用蜂蜜。

其四，中医辨证阴寒内盛、水气内停、全身浮肿者，不宜服用蜂蜜。

其五，痰湿过多、痰多胸闷者，慎用蜂蜜。

蜂王浆也是很好的补品。现代科技研究认为，蜂王浆具有延年益寿、强身健体、增强人体免疫力、改善心脑功能、抗癌等功效。虽如此，有三种人是不宜服用蜂王浆的。

首先，体质过敏者，不宜服用。因为蜂王浆中某些致敏成分，易使这些人产生变态反应，出现皮疹、皮肤瘙痒、气喘、呼吸困难、咳嗽、打喷嚏、呕吐、眩晕、腹痛等症状。

其次，腹泻、肠道功能紊乱者，不宜食用。因为，动物实验证明，蜂王浆能使肠道剧烈收缩，加重腹泻症状。人也一样。

再次，低血压者，不宜食用。因为，蜂王浆有降低血压的作用。血压较低，引起头晕者慎用。

蜂蜜与蜂王浆常搭配在一起，可以按 20∶1 或 10∶1 的比例混合后服用。

4. 豆浆莫滥喝

豆浆含有丰富的蛋白质，几乎不含胆固醇。它对人体有良好的营养作用，能增强人体免疫机能，预防血管硬化，并有通导大便、降糖降脂的功效。对女性而言，它是保护皮肤、容颜的良好食品。中医认为，豆浆能健脾利湿、养血补虚，对脾胃虚弱、消瘦食少、湿痹拘挛、水肿、小便不利者，都有良好的营养效果。

但是，盲目地喝豆浆，也会对身体有害，必须注意以下几个问题，避免走入误区。

（1）食滞、腹胀、呕吐者，不宜饮用，以免症状加重。

（2）豆浆中含矿物质较丰富，容易在体内代谢产生结石，尤其是与蔬菜同食时，故结石病患者，宜少饮或不饮。

（3）必须煮透后才能饮用。这样可以避免出血、腹泻、腹痛、呕吐等病症。

（4）忌加红糖。红糖中的有机酸，易与豆浆中的蛋白质结合，产生沉淀物而不被人体吸收，白糖则无此现象。

（5）不宜大量饮用。一次性喝大量的豆浆，容易导致消化不良，引起腹胀、腹泻。

（6）勿放置时间过长。一般来说，豆浆煮沸后应立即饮用，长时间放置，会使细菌大量繁殖，导致豆浆变性。

5. 茶的作用

茶是人工选择的结果。我国饮茶已有4000多年的历史。由野生变为专门栽种，朝着适合于人的口感、无毒副作用的方向发展。它与其他饮料不同，已经比较适合大多数人饮用，而无毒副作用。

茶的最早药用记载见于《唐本草》，性味甘苦，微寒，无毒。中医认为，它的主要功用是：疏散风热，清利头目，除烦止渴，化痰消食，利尿排毒。

主要可以治疗：头痛、伤风、水肿、咳嗽、胸闷、痢疾、腹泻、多睡善眠、食物中毒、酒精中毒。

从现代医学的角度来认识，茶有九种功能。

（1）利尿消肿。

（2）兴奋中枢神经（提神）。

（3）降血脂。

（4）增强呼吸功能，祛痰止咳。

（5）解暑降温，生津止渴。

（6）减少患风湿性关节炎的概率。

（7）减弱辐射伤害，防止癌变发作。日本两颗原子弹爆炸之后，长崎、广岛，有很多人患癌症、白血病，而发现爱喝茶的人患癌比率小。

（8）促进血液循环，防治心血管病。

（9）杀菌消炎，外用有类似于生理盐水的功能。

提倡喝淡茶，淡能渗湿。通常饮茶是补充人的水分，解渴提神。茶本身是一味中药。有的处方需要茶作药物，如治头痛的川芎茶调散、菊花茶调散等。单味茶煎一下，用以治腹泻、痢疾，效果不错。顽固性咳嗽的处方中，有时需要用茶。

茶既然是药物，它就具有药物的特点，不是所有人都宜喝茶的。那么，哪些人不宜喝茶呢？

（1）病人在口服治疗失眠药时不宜饮用。

（2）喝酒过程中喝茶，能促进酒精的吸收，造成酒精中毒。

（3）严重的痰湿病，不宜多喝茶或喝浓茶，如胸闷、痰多、全身疼痛、舌苔厚腻等。

（4）阴液亏虚的病人不宜饮茶，如阴虚内热者、痨病患者等。

（5）阳虚寒甚者不宜饮茶，如脾胃虚寒者。

（6）喝茶产生不适的人，不宜喝茶。

（7）服镇静剂时不宜喝茶，如精神病人治疗期间。

茶作为药物，主要适宜以下几个方面：

（1）感冒发热者，在服药期间，也能喝茶。

（2）大多数胃肠有热者能喝茶。

（3）绝大多数冠心病、高脂血症、高血压等患者，都能适量饮茶。

（4）服治咳药时能饮茶。

（5）疗疮痈疖者能饮茶。

（6）大多数热性病人能饮茶。

（7）多数头痛患者能饮茶。

在特殊情况下，茶能治疗顽固性失眠。长期热邪上扰心神而致失眠者，饮之能解失眠症。因为浓茶辛、苦、寒，能散热泻火，故能安神定志而能调治失眠。

从现在医学的角度，茶有兴奋神经中枢的作用。长期失眠的人，是一种兴奋与抑制失调的状态，而茶能提高其兴奋性，调动人体自身调节功能，进而产生抑制状态。这是物极必反的道理。笔者用泡服浓茶治疗过多例顽固性失眠的患者，收到较好的效果。

6. 儿童不宜饮用的三种饮料

有四种饮料通常是对儿童有害的。

（1）含有咖啡因的饮料，会影响儿童的生长发育，如可乐。

（2）汽水。其主要成分是糖、色素、香精、碳酸和二氧化碳，对儿童的生长发育，可产生不良影响。

（3）彩色果汁。它是由各种水果压榨而成，含有多种维生素、糖类和无机盐，经常饮用，可以调节体液的酸碱平衡，开胃健脾。但是，一些色泽特别鲜艳的果汁中，含有大

量的人工色素，儿童不宜多饮用，否则，会导致消化不良，
影响生长发育。

7. 对碳酸饮料的正确认识

碳酸饮料有两种。一种是经过纯化用水中加入二氧化碳
气体的饮料。另一种是在糖液中加入果汁（或不加果汁）、
酸味剂及食用香精等制成调和糖浆，然后加入碳酸水而成的
饮料。

一般来说，除去蔗糖外，充气的碳酸饮料中，几乎不含
营养成分。因此，它们被营养学家们列入"垃圾食品"的范
围。偶尔喝一次这种饮料，对身体没有什么大的影响，但是
长期饮用，会对身体产生不良作用。有资料表明，在那些偏
爱碳酸饮料的青少年中，有60%的人因缺钙而影响他们的成
长发育。长期饮用碳酸饮料，还可导致消化不良。可乐等饮
料中含有咖啡因，会影响钙的代谢，引起骨质疏松，对儿童
健康不利。

8. 正确食用绿豆

绿豆很早就被中医应用于临床。其主要作用是清热
解毒、利水消肿、解暑止渴，可治疗暑热烦渴、水肿、
泄利、丹毒、痈肿、解热药之毒。现代研究证明，绿豆
中含有丰富的蛋白质及其他营养成分，对人体有较好的
正向作用。

近几年来，广告媒体宣传中，常常过分夸大绿豆的功效

及作用范围，使人们走进误区，导致很多人盲目地、不科学地滥用绿豆，对身体造成不良影响。有以下情况时，不宜食用绿豆。

（1）阳虚恶寒、素体畏冷者。

（2）风寒湿痹证、关节疼痛者。

（3）胸腹胀满者，一次性食用绿豆不宜过多，以免导致腹胀。

（4）正在服用治疗风寒湿痹药物的病人。

（5）消化不良者。

即使可以食用绿豆者，也不能一次性食用过多，以免出现腹部胀气。另外，绿豆不宜与榧子同用。

9. 有病能否吃辣椒

辣椒是我国人们常用的食品。尤其是湖南、湖北、四川、重庆、广西、贵州、云南、江西等地，日常生活中，食用辣椒较多。这主要是因为这些地方，空气湿度大，流通性差，容易使人汗出不畅而致寒湿侵袭。这就是中医所说的湿证。而辣椒正好有散寒、除湿、发汗的作用。此所谓"一方水土养一方人"。

辣椒可作为药物使用。中医认为，它有温中散寒、除湿、解表发汗、开胃消食的作用，能治疗寒滞腹痛、呕吐、泄泻、冻疮、疥癣等。现代医学证明，辣椒有增进食欲、改善消化的作用。对蜡样芽孢杆菌及枯草杆菌有显著抑制作用，还可杀灭臭虫。辣椒外用可扩张皮肤血管。这也是它能治疗冻疮的原因。辣椒对循环系统的血管收缩与舒张，有一定的调节作用。另外，辣椒含有丰富的维生素 C，能提高人体对疾病的抵抗力。

因为辣椒是辛辣之品，很多人得病后，首先就考虑忌食辣椒。其实，很多病人是可以吃辣椒的，但以下几种人忌食辣椒。

（1）对辛辣过敏者。

（2）红眼病患者。

（3）风火牙痛者。

（4）中医所说的热病者。

（5）阴虚肝阳上亢者。

（6）疮疡患者。

（7）便结者。

（8）痔疮出血者。

其他大部分病人都能适当食用辣椒，如风寒感冒、阳虚、关节痛、食欲减退等疾病患者。不过，每次吃辣椒不宜过多。少食辣椒，一是能增进食欲。二是对身体有益。盲目地说有病不能吃辣椒是个误区。

10. 同食胡萝卜与白萝卜

胡萝卜不能与白萝卜同煮同食。这是因为，胡萝卜中含有抗坏血酸酵素，能破坏白萝卜中的维生素 C。这是许多营养学专家提出来的。中医认为，胡萝卜性味甘平，能够健脾补中、祛湿、滋肝明目、解毒，治疗脾虚、食欲不振、久泻久咳。而白萝卜性凉，能消积滞、化痰热、下气宽中、解毒、止血，治疗食积胀满、咳嗽失音、吐血、衄血、消渴、痢疾等。

从中医的角度讲，两者相配，能起到较好的协同作用，能够补而不滞，行滞而不伤正。这是其一。其二，人们在饮食实践中，长期同煮同食，并没有发现有任何不良反应。其三，如果说破坏维生素 C 的话，一是人们日常饮食，能够保证维生素 C 的需要量，这种破坏不会对人体不利。二是合用是否能产生更利于身体的效果呢？实践证明，很可能是这样的。更可能的是，可使人体吸收营养平衡。综上所述，胡萝卜与白萝卜同煮同食，是完全可以的，对人体有益无害。

11. 理解"夜不食姜"

生姜既是常用的食物，又是最常用的中药。其辛温，入肺、胃、脾经，功能为散寒解表、降逆止呕，化痰止咳、散饮祛水、解诸毒。中医临床上应用很广。民间有人说生姜"连皮生火，去皮性凉，横切宣肺，竖切通肠"。这虽然有些夸张，但姜的作用非常广泛是毋庸置疑的。《本草汇言》中论其"经治百病，不拘寒热虚实，并外感内伤及内外诸证。寒则桂枝使，热则为芩、连使，虚则为参、芪、归等使，实则为枳、朴、槟、陈使。从芒硝、大黄则攻下而行。从熟地、石斛则凝敛而止。从燥药则燥，从润药则润。应外用者，或捣汁涂，或捣渣熨。治病万种，应变无方"。有俗语说"夜晚吃生姜，如同吃砒霜"，李东垣指出"生姜辛温，主开发，夜则气本收敛，反食之开发其气，则为天道，是以不宜食，以此平人论可也，若有病则不然"，意指一般人在晚上不宜食姜，但感冒消化不良、晚上食多者、晚上工作时间较长者，皆能少量食生姜，有益而无害。

12. 合理食用鲫鱼汤

鲫鱼肉质鲜嫩可口，堪称美食，是人们常吃的食物。合理食用对人的健康有益。有油炸、油煎、烧烤、炖汤等多种制作方法。几种制作方法中，鲫鱼汤尤为气香味美，营养丰富。

中医认为，鲫鱼性甘、微温，入脾、胃、大肠经，有健脾温中、和胃降逆、利水消肿的作用。对脾胃虚弱、食少反胃、产后乳少者，有良好的治疗效果。鲫鱼配以砂仁、蔻仁、生姜、胡椒等煮汤服用，能治胃痛呕吐。鲫鱼配淡豆豉、胡椒、生姜、陈皮熬汤，能治脾胃虚冷、食欲不振。鲫鱼与莴苣炖汤，能治妇女产后乳少。

鲫鱼汤虽好喝，亦应注意合理食用。感冒发热者、实热证者、肝阳上亢者、湿热病者、出血性病症者、食积者、皮肤疮疡者等，均不宜服食鲫鱼汤。

1984年，笔者遇到一青年男子感冒发热咳嗽。其自以为鲫鱼加生姜炖汤喝，可治此症。喝了一碗鱼汤后，随即出现面红耳赤，咳嗽，咽痛，痰黄稠，发热增剧，只得送医院，后诊为肺炎。

2011年，有一位男孩，8岁。咽痛数天，检查后发现双侧扁桃体红肿，经使用抗生素数天后，咽痛消失，扁桃体基本恢复正常。父母随即以鲫鱼汤对其进行补养，谁知喝鱼汤后，患儿扁桃体炎又行发作，出现咽喉肿痛，再次治疗数天才治愈。

现在许多人认为，吃猪肉不如吃鱼。这实际上是个误区。鱼中含有大量不饱和脂肪酸，具有抗动脉粥样硬化的作用，对防治心脑血管病和增强记忆力，保护视力等都有益处。但长期过量食鱼，可引起血小板凝集性降低而引起各种出血，如皮下紫癜、脑溢血等。

现在环境污染比较严重。许多池塘，由于水的污染，鱼亦被污染。这些鱼，表层颜色变黑，并有异常气味。有的煮熟后，鱼头部异常气味更浓。食用这样的鱼，易出现呕吐、腹痛、腹泻等中毒症状，可用生姜、苏叶煎汁服用以解其毒。

13. 喝羊肉汤的禁忌

我国各地均饲养山羊。因为山羊，是人们常吃的肉类食品。羊肉性味甘热，归脾、胃、肾经，能温中暖肾助阳，益气补虚。可治疗脾胃虚寒、食少反胃、虚寒泄利、腰膝酸软、四肢发冷、阳痿、小便频数、寒疝、虚劳羸瘦、产后体虚、少气、缺乳等病症。早在 1800 年前，东汉末年著名医学家张仲景就创立了名方"当归生姜羊肉汤"，用于治疗寒疝、腹痛、虚劳等病。现在此方的用法多为：生姜 80 克，当归 50 克，羊肉 250 克，少许食盐、清水 1000 毫升。共炖煮至水 400 毫升，即可吃肉喝汤。笔者曾治荆州地区一女子，双膝恶寒数年，嘱其连续服用当归生姜羊肉汤3剂，结果该症消失。《圣济总录》中记羊肉、葱各半斤，水煎取汁，温洗治疗四肢寒冻肿痒。

羊肉汤虽是很好的补品，但应注意其禁忌。身体热病者、斑疹者、火毒疮疡者、骨蒸潮热者、阴虚便结者、痔疮出血者，均不宜食用。

　　1976年，邻村一位女子，23岁。患有肺结核病二年余，经常潮热，咳嗽，痰中带血。她吃羊肉汤一碗后，咯血不止，后在送医院途中亡故。

　　2010年，一位男孩，10岁。双下肢出现红色疹点一周，伴有瘙痒，经治疗症状基本消失，随即其母给他喝了一碗羊肉汤，红疹又行发作，遍及下半身，瘙痒难忍，后用清热凉血解毒药，才得以治愈。

14. 科学服食鸡汤

家养鸡，是人们常用补益身体的肉类食物。鸡肉汤，具有温中补气、补精填髓、益五脏、补虚损的功效。主要用于治疗虚劳羸瘦、病后体虚、食少纳呆、反胃、泄利、消渴、水肿、小便频数、崩漏、带下、产后乳少等。

病后脾胃阳虚、中气不足、四肢疲乏少力、少气懒言者，可以雌鸡加生姜炖汤，适度吃肉喝汤。产后虚弱、气血亏虚，可用黄雌鸡一只，去毛及肚肠，选择数颗生百合及少许粳米，纳于鸡腹中，再加少许生姜片、适量盐，炖汤吃肉服汤，即能有效。

乌鸡属鸡中一种。其功能以补肾见长，中药名方"乌鸡白凤丸"，即以雄乌鸡为主要材料，配以当归、熟地、川芎、白芍、香附、人参、砂仁等药物而制成。主要用于治疗妇女月经不调、崩漏带下、腰膝酸软、身体虚弱等。雄鸡具有壮阳补气、强精补肾的功效，适合有腰膝酸软、畏寒肢冷、精神萎靡、小便频数、夜尿多、精少精冷等症状的中青年男性食用。鸡肉性味甘、温，公鸡温燥之性尤著，也是人们常常将其列为发物食品的原因。因此，很多疾病是不宜食用鸡汤的。凡是有感冒发热者、食积腹胀胸闷者、皮肤红色斑疹者、肝阳上亢者，均不宜食用。

　　2007 年，某男，30 岁。食用鸡汤后，出现胃脘剧痛、呃逆、呕酸等症状，急来医院就诊，询问才知，他本来有腹胀、食欲不振之食积，食用乌鸡汤使胃肠气机更为壅塞不通。

　　1984 年，某青年，男性。咳嗽痰黄数天，诊为急性支气管炎，经治疗有所好转。不料，他随即喝鸡汤一碗，迅速病情加重，出现面红、目赤、胸闷、剧咳等症。

15. 鸡蛋

鸡蛋是适合人体的营养比较丰富的食物。据测定，每 100 克鸡蛋中（去壳），含蛋白质 14.7 克、脂肪 11.6 克、碳水化合物 1.6 克、胆固醇 0.68 克、钙 55 毫克、硫胺素 0.16 克、核黄素 0.31 毫克、尼克酸 0.1 毫克、磷 210 毫克、铁 2.7 毫克、胡萝卜素 1.44 毫克，并富含卵磷脂、胆碱以及维生素 D 等营养素。

《伤寒杂病论》中载有"苦酒汤"（鸡蛋清、半夏、苦酒），鸡蛋清能滋阴润喉利咽。"黄连阿胶汤"（黄芩、黄连、芍药、阿胶、鸡子黄）中的鸡蛋黄，在滋阴之中以通阳养血。《本草纲目》中对鸡蛋的治病作用，归纳为"卵白象天，其气清，其性微寒。卵黄象地，其气浑，其性温"。因此，鸡蛋为性平、阴阳平和之食物，能平补人之阴阳气血。

正因为鸡蛋为营养丰实的食物，因此，肥胖者、营养过剩者、血脂高者，都宜慎用。中医认为，实邪为患，不宜食用，如食积气滞、血瘀者多不宜食用。产后体虚、消瘦、气血亏虚、营养不良者，食用比较合适。

现在许多中风、高血压、冠心病、高血脂等等患者，完全不食用鸡蛋。这是错误的。按有关标准，这些病人适量食用鸡蛋是有益处的。在以素为主的饮食基础上，每日食用一个鸡蛋。这对身体健康及治病是有帮助的。

鸡蛋蛋壳下的一层白色薄膜，名为"凤凰衣"，对治疗眼雾、视力下降有较为好的作用。

　　笔者曾治一位男性患者，40 岁。视网膜缺血，玻璃体混浊引起视野变小，视物模糊，以杞菊地黄汤为主加凤凰衣，服药数十剂，视野恢复正常，视物清楚。

20世纪90年代流行一种"醋蛋"防病治病的方法。醋蛋就是将鸡蛋浸入醋中一周后形成的醋蛋溶液。据有关报道，它能防治动脉硬化、脑血栓、冠心病等，对多种疾病有辅助的治疗效果。

16. 蔬菜的选择

很多人们以为"天然"蔬菜是无污染的，其实不然。一些天然蔬菜中也含有很多种有害的化学物质，如亚硝酸盐、生物碱以及农药等。为了抵抗更多更凶的病虫害，一些植物往往会产生一些有毒的化学物质。

在菜市场选择蔬菜时，一是要选择新鲜卫生的、没有枯萎的、形态自然的。二是要选择没有异常颜色、没有异常气味的。三是经过实践证明，不能食用的蔬菜是不能选择的。现在伪劣蔬菜很多。合理选择是很重要的。这是我们天天要遇到的事。有人认为，蔬菜上有虫蛀的痕迹，是没有喷洒农药的，而没有虫蛀的则是含有农药的。另一些人认为，正与此相反，有虫蛀痕迹的蔬菜，恰恰可能喷有农药，而没有虫蛀的则可能不需要喷农药而不含农药。事实上，有无虫蛀的痕迹，都不能作为判断蔬菜有无农药的基本依据。要正确识别，则要看蔬菜上有无农药的痕迹（常为乳白色），有无异常气味，基本可以口尝一下有无异味。2003年，麻城市城区一中年男子，吃了大量含有农药气味的蔬菜而导致了农药中毒，因未获得及时抢救而死亡。

看颜色形态、辨别气味、重视实践。这是科学选择蔬菜的基本原则。

五、论 药

（一）选用药物有规则

日常生活中，人们有点小病或感觉不适，经常自己去买药。这时就应该遵循几条基本原则。

第一，选择适合自己的药物。做到这一点，就要学一点医学常识，也可以咨询有关人员或专家，或上网查询。这样才不至于选错药物。阳虚者，不能选用补阴药。若是热病，不能服用热性药。

笔者有一位朋友，听别人说六味地黄丸补肾作用好，他就去买了几瓶，服用后感觉精神变差，夫妻生活淡薄。咨询原因，笔者告诉他，他身体肥胖，面色青黑，是阳虚之证，而六味地黄丸是滋阴的。笔者建议他，改服金匮肾气丸。几周之后，他告之服药效果较好。

第二，选择有效的药物。这是最重要的。但是，一开始我们并不知道哪种药有效，哪种药无效。这种选择，主要来源于有关医药书刊的医学道理、网络媒体及自己过去的用药经验。选定药物后，一般吃一段时间（3~7天），没有效果就不要再用，有效就可继续服用。

第三，选择相对没有副作用或副作用较少的药物。据网上报道，我国每年有几十万人死于药源性疾病。因药物不良反应住院的病人达几百万。

> 2009年，笔者遇到一位患者，因患肺结核在某院治疗，吃了6个月的抗痨药，出现双下肢麻木，肿胀，行走困难。她继续吃了两个月的药，结果症状加重。最后，只好自己停药。笔者就此写过一篇短文，名为《滥用药物如同服毒》。

第四，不要走进贵好贱差的误区。人们一般认为，价格比较贵的就是好药，价格便宜的就差。这是个错误的认识。实际上，药物不同于其他商品。只要是对疾病有效而相对没有副作用或副作用较小的就是好药。再贵的药（包括进口药），如果对疾病没有疗效，那么，对自己就没有价值。

第五，实践是检验药效的标准。现在广告满天飞，电视、网络媒体、报纸书刊上大量的信息纷涌而至。这就需要人们准确地选择。对大量的宣传，要选择性地接受。现在的人，不是没有选择对象或选择对象少，而是选择对象太多，让人眼花缭乱，无从选择。那么，就要靠实践去检验。实践有效的就用，无效的就不用。不要迷信广告、权威，更不能相信巫术。

第六，尽量在有经验有水平的医生指导下选药。这样可以尽早收到疗效，少走弯路，又能少花冤枉钱。

（二）保健药品合理选

目前，人们在选择一些保健药品及食物时，常常出现许多事与愿违的情况。有的人使用某种保健药品没有任何效果，但仍不放弃使用。有的服保健药后，产生新的病症。有的服用保健药，导致病情加剧甚至死亡。使用保健药品或食物的人群中，取得效果的较少。主要是因为，没有科学合理地选择和使用。

维生素类药物、深海鱼油、补钙剂、补锌剂、补铁剂、补硒剂、氨基酸注射液、血浆注射液、白蛋白注射液等等，都是人们经常选择的保健药品。而中药中的滋补药如：人参、燕窝、石斛、虫草、鹿茸、鹿鞭、海马、海参、麦冬、枸杞等等，都是人们经常选择来滋补身体的。薏米、红枣、莲米、芝麻、绿豆、鸡肉、羊肉、海产品等等，都是人们常常作为健身的食物。

网络、健康节目、广告、宣传单、道听途说等等得来的信息，作为选择保健品或食物的根据，容易出现错误。

有位六旬男性老人，经常腹泻。他选择黑豆、枸杞子、红枣煮粥，吃后导致腹胀腹痛。

另位40岁女士，看了某电视节目，每天喝一碗绿豆汤，10天后出现胃胀呕吐。

如此事例，不胜枚举。因此，如何正确选择使用保健药品及食物，是值得人们普遍重视的问题。

1. 选择保健药品及食物应遵循实践的原则

实践是检验真理的唯一标准。书刊、广告、健康节目、专家权威或普通人所推荐的保健药品或食物，使用后出现病症或使病情加重，都应该停用。反之，使用后，身体舒适，没有副作用，或使病情减轻，都可以继续使用。

有位 50 多岁的男士，吃了一周的深海鱼油，腹部时胀时痛。笔者建议他立即停服。

另位中年女士，冬天手足冰凉，皲裂，建议她适当服用"当归生姜羊肉汤"。她服食后，手足冰凉感减轻，皲裂好转。实践证明，此方此时对她是有效的。

有位肺癌术后化疗的病人，以期提升因化疗而致的白细胞减少，食用了几次泥鳅汤，次次都出现腹胀、腹痛不适。显然，是不宜再服的。

2. 选择保健药品时要遵循科学，符合医学道理

2012 年，有位女士，30 多岁。患脑肿瘤。在北京做过手术后，接着化疗。血中白细胞、红细胞计数均下降，在两个月内，右侧轻度瘫痪的肢体症

状加重，以致不能行走。究其原因，是服用阿胶浆以提升白细胞计数而造成的。从中医理论角度讲，服用阿胶浆，能加重血瘀。这位病人就是气虚血瘀的表现。

有的人用人参炖鸡汤服用，制作方法及用量都不讲科学。

有位祖孙三代五口之家，祖父、儿子儿媳及两个孙子，为了增强体质，以两支红参炖煮一只3斤重的母鸡，在过节时候食用。结果鸡汤味，又苦又涩，难以入口，全家只好将其倒掉。这是因为红参用量过多。两支红参近50克，而我们通常保健用量，人参每天只能服用3克左右。其次，炖煮方法不正确。炖煮时，以冷水下鸡与参，武火煮开后，一定要改为文火。煮开后，继续使用大火，就会使汤味难以入口，并且大火破坏了人参鸡汤的补养作用。

既要合理选择保健药品及食物，又要正确使用，包括正确的用量、制作方法、服用方式。

在选择时，首先要弄清楚，需要怎样的营养品、保健品、或保健食物，如果是贫血，才能输入冻干血浆。血中蛋白指标低，才能输入白蛋白。总之，即使是营养品，并非人体能无限接受的。不适合于某个体的营养品，对人是有害的。中医应根据辨证施治的原则及治未病的思想，根据人体阴阳脏腑气血的盛衰而选择合理补品。如果是气虚者，可以选择补气的人参、黄芪等。肾气虚、肾不纳气的慢性咳嗽，可选择虫草。肾阳不足，可选择鹿茸、金匮肾气丸等。肺阴虚者，可选择燕窝、麦冬等。要咨询营养师及有关专家，以便有利于我们作出正确的选择。选择营养保健食物，一定要遵循营养学的基本原则。

3. 保健药不能代替治疗药

有的人患病，不去使用治疗药物，而去使用保健药品。这样，不但不能治病，相反常常延误了疾病的治疗。

　　有位肠癌患者手术后，没有使用治疗药，使用某保健药 3 个月后，病情急剧加重而死亡。

《中国居民健康素养 66 条》中明确指出："保健药不能代替治疗药。"治疗药物，是专门针对疾病而设，而大多数保健药只能增强体质，没有治病的作用。

4. 区别保健品与正常饮食

饮食是我们人体正常代谢所必需的，而保健药品或食物，不能代替正常饮食。有的人无论是煮饭、烧菜、炖汤，都喜欢在其中加入一些保健药物。这样做法常造成以下几种情况：一是破坏了正常饮食的味道。二是常造成人体不能适应，而出现不适状态，甚至出现严重的症状。三是改变了正常的饮食结构。有位女同事，为了健身养颜，看到某保健节目后，每天以薏米煮粥吃，食用半个月后，大便干结，排便困难。药膳与健康饮食存在一定的区别。使用药膳时，一要讲求合理配伍，科学制作。二要合理使用。三要因人而异。

保健药及食物与正常饮食有交叉的部分，但不能等同。饮食需要营养平衡，而许多营养药品及保健食物，只是饮食结构中的一小部分。因此，不能代替食品，更不能过量使用。

总之，选择保健品及食物，都要讲求科学合理，要因人而异，因时制宜，科学制作，科学使用。

（三）盲目输液害处多

1994年8月的一天，笔者应约到一朋友的家乡给其父诊病。其父70余岁。发热，咳嗽半月不愈，体温在38℃~39℃之间。在未做任何实验室检查的情况下，当地乡村医生，每天输入糖盐注射液加青霉素治疗，后又加用氨基酸注射液。治疗10余天，病情有增无减，发热不退，咳喘气促，咳血，不能平卧，精神极为疲乏，无力行走，神志恍惚。家人正为其准备后事。笔者通过望、闻、问、切，拟诊其为"痨病"，建议送至县城医院作X线及其他有关检查。检查后，确诊为"肺结核"。某医院予以抗痨及对症治疗半个月。患者症状基本消失，神志清楚，行走如常人，后抗痨治疗年余而愈。此患者所患病为肺结核。当地乡村医生没有明确诊断，不合理地使用了抗生素及氨基酸，没有使用抗痨药。

只有明确诊断，才能合理用药，合理输液。

叶某，男，47岁。2010年8月，因左小腿胫骨骨折，在某医院住院治疗。医院除了对其骨折复位外，还每天静脉输入盐糖液体加抗生素20余天。此后月余，因口渴，精神疲劳，至某三甲医院检查。餐前血糖超过正常值。医生诊为Ⅱ型糖尿病，予胰岛素、二甲双胍等药治疗月余。虽然检查空腹血糖在正常值范围，但仍感精神疲乏，口干燥，遂来我院就诊。建议其在一个月内，逐渐停用胰岛素、二甲双胍，以观察血糖变化。一个月后，多次检查血糖，均为正常值，而精神疲乏，口干燥，头晕，身痛等症如前。根据辨证论治的原则，给予中药治疗，数天后症状消失。此患者，小腿部胫骨骨折，手法复位无须输液。输入糖盐注射液，可导致血糖暂时性升高。经过一段时间，身体自身机能可将其调节至正常状态。

蔡某，男，52岁。2009年2月3日就诊。因受寒致咳嗽，月余不愈。曾在某医务室输液使用抗生素治疗20余天，咳嗽加剧，痰白稀，恶寒，胸闷。X线检查肺部，未见明显病理征。血液常规检查红细胞、白细胞、血小板等，均属正常值范围。因此，建议停止输液治疗，改用中药疏风散寒、宣肺化痰、止咳。治疗5天后，咳嗽，胸闷等症状消失。有不少咳嗽患者，通过西医有关检查，未见明显病理征，则不宜输入抗生素治疗。这些咳嗽多属于中医"寒咳"范畴，输入冷的液体进入血液，中医认为能伤肺而致咳嗽不愈。这正是"形寒饮冷则伤肺"的道理。

输液疗法是人体治病十分重要的方法。许许多多的疾病，都需要通过静脉给药才能达到效果。急性感染性疾病、急危重症病人、有缺水表现的病人、绝大多数手术适应症的患者，输液是必不可少的方法。但病情轻微，不符合输液治疗条件的病人，是不能盲目输液的。尽管现在输液反应、过敏反应及晕针较前些年减少，但还是经常能见到。外来的输液，常常能打乱人体血液的相对平衡的内稳状态。尤其是不合理的用药，不但不能起到治疗作用，更会严重损害身体健康。现在盲目输液的现象随处可见。因为不合理输液、不合理用药，引起的加重病情、损害健康，甚至导致死亡的事例，是当今社会普遍存在的。

避免盲目输液，不合理用药，笔者认为应注意以下五个方面。

第一，应明确诊断，做必要的相关检查，以确定是否符合输液治疗的条件。

第二，合理选择与疾病相关的医院、科别、医生。骨折病人找骨科医生。腰椎病引起的坐骨神经痛要找康复科医生。糖尿病找内分泌科医生。

第三，要依靠医生或专家指导，切勿凭自己的心情、想法，去要求医务人员给自己输液。可现在这种情况比较常见。

第四，要尊崇科学，合理用药。现在提倡合理使用抗生素，是因滥用抗生素的现象很普遍。

第五，输入营养液、保健液，如氨基酸、白蛋白、血浆等，都应经过严格检查并在医生指导下进行。

2015年颁布的《中国公民健康素养66条》明确指出，要尽量避免不合理的输液与肌肉注射。说明这是值得普及的健康常识。

（四）切勿盲目滥补钙

国人无论男女老少，大多对于补钙并不陌生。这是因为电视、广播、网络、书刊等传媒关于补钙方法、补钙产品的宣传铺天盖地，连影视明星、歌星、体育明星，也纷纷为补钙做广告。不少的医学专家，也参与了许多健康栏目中的补钙话题。

人们使用补钙方法很多。各式各样的补钙保健品及药物不计其数。难道全国的人都缺钙吗？都需要终生补钙吗？我们的补钙，是否如同20世纪六七十年代的除四害之一麻雀呢？虽然许多人都在做，但都是在做一件错误的事。

笔者现在每天都要在门诊接诊几十个病人，说起补钙，他们都可以滔滔不绝，一旦有脚抽筋、腰酸、腿无力、精神疲乏之类的症状出现时，他们常常想到自己是缺钙，就去买补钙产品，往往是在作用不明显的情况下才到医院治疗。

钙，确实是人体不可缺少的元素。一般人体内钙的总量约为 700 至 1400 克。人的多种代谢、功能活动，都必须通过钙元素的参与。钙能降低血管的通透性，降低神经肌肉的兴奋性，参与肌肉的收缩作用，包括增强心肌的收缩作用，参与血液的凝固过程，参与骨细胞的代谢。因此，人体是不可缺钙的。

缺钙是现在大多数人普遍存在的现象吗？事实上并非如此。只要我们保证正常的饮食，一般情况下，我们都能从饮食中摄取人体所需要的钙元素量。钙是人体的宏量元素。美国医学生理学家 H.A. 施罗德指出："一般的完全饮食都含有绰绰有余的宏量元素，以应需要。机体对每一种宏量元素的耐受力范围和维持平衡的能力范围都是相当大的。只有患病时，由于体内平衡机制紊乱，才会发生继发性失调。"这里告诉人们三点生理常识：其一，只要我们保证正常的饮食，是不会缺钙的。其二，钙在人体内自我调控范围较大。其三，人体只有在患病时，才能出现缺钙或钙代谢紊乱。

综上所述，正常人一般不宜盲目补钙，每个人需要终生服用补钙产品的说法是站不住脚的。当然，人体确实缺钙时肯定需要补钙。首先，必须通过比较科学客观的方法来确定是否缺钙。一是到医院及有关健康单位进行钙的测定，血钙检查及单光子骨密度测定等。二是观察一些基本症状，如：小儿厌食、偏食、多汗、夜啼、易惊醒、头发稀、生发迟、枕部脱发、鸡胸、佛珠胸、小儿多动症等。成年人则看是否有：精力不集中、疲劳、腰酸背痛、抽筋、失眠、老年性皮肤瘙痒症、足跟痛、骨质疏松、妇女妊娠高血压综合征等表现。即使出现上述症状，还不一定是缺钙所引起的，科学的说法，大多数是人体钙代谢障碍所引起的。而影响钙代谢的因素很多，也可能是降钙素和甲状旁腺素的异常，也可能是肾的排泄功能异常。肾性佝偻病就是肾重吸收钙的功能下降所致。三是肠道的吸收，主要是小肠。肠道疾病会引起钙吸收减少。四是钠潴留可以引起低钙综合征。五是滥用药的影响。六是其他因素，包括维生素及其他矿物质对钙代谢的影响。

一般情况下，我们饮食中不缺钙。所以，不需要补钙。在经医院检查真正缺钙情况下，可科学地进行补钙。选择的方法，大多数人只需要调整饮食就行了，比如适量选择牛奶、海产品、豆制品、动物骨头汤、鱼及含钙丰富的蔬菜等食物。缺钙严重者，则应在医生的指导下使用含钙药物或保健品。

因为，饮食缺钙的人少，而钙代谢出现障碍的人比较多。因此，选择正确的调节治疗钙代谢的方法，才会有利于身体机能的恢复。以下介绍几种主要方法。

1. 选择改善钙代谢的药物，如维生素 AD、维生素 D。

2. 适量晒日光，促进维生素 D 的合成，从而促进钙代谢。

3. 坚持合理的运动锻炼。

4. 诊断出引起钙代谢障碍的疾病，以治病为主。

5. 改变某些不良生活习惯，如喝浓茶、喝过量咖啡、喝过量碳酸饮料等。

我们必须注意：不宜补钙的人而盲目补钙，可引起很多副作用：

1. 增加肾结石、胆结石的发生率。

2. 导致乳碱综合征、高钙血症、代谢性碱中毒和肾功能障碍，引起肌肉无力、食欲不振、恶心呕吐、口渴多尿、体重下降、头痛头晕、嗜睡及肾绞痛等，严重者则危及生命。

3. 摄入过多的钙，会影响镁、铁、锌、磷等元素的生物利用率。

4. 小儿吃过多钙剂，会导致骨骼的提前老化。笔者在临床上经常遇到因吃钙产品过多而出现的纳食差、恶心、便秘、呕吐的儿童。

由于钙产品达千种以上，鱼目混珠，真假难辨。在选择时我们切勿迷信广告宣传，也不要迷信权威，应该慎重，讲求科学。

（五）煎服中药有常识

有人认为，中药煎药时间长，效果就好。其实煎中药要讲求科学。煎药方法正确与否，直接影响药物疗效。草药少时就要少加些水。草药多时就要多加些水。

煎中药要求使用瓦罐。以清洁卫生的冷水煎煮。通常煎药方法是：先将中药置于瓦罐内，加水至中药堆积面以上2~4厘米，浸泡约10分钟。然后，以武火煮沸，再改为文火煎煮约10分钟。滤取药汁。再如前法煎药两次取汁，将3次药汁混合后，即可服用。

根据病情及药物性质，煎药方法各有不同：

1. 治感冒、咳嗽、头面部疾病的药物及芳香化湿药煮沸后，再以文火煎煮3~5分钟即可，如藿香正气散为汤、麻黄汤、银翘散为汤、香薷饮等。

2. 治肾、膀胱、下腹、双下肢疾病及深沉顽疾的药物煮沸后，以文火煎 20~40 分钟。

3. 补药宜久煎。煮沸后，以文火煎半小时左右。泻药煎煮时间宜短。煮沸后以文火煎 5 分钟左右。治表浅疾病的药煎时宜短，治里证的药煎时宜长。

4. 化湿药少加水，滋阴药多加水。煎时长的药物加水要多，煎时短的药物加水要少。需要久煎的药开始就要多加水，如补养气血阴阳的药。攻邪的药煎时多较短就要少加些水。治疗感冒的麻黄汤、银翘散变为汤剂，要少加水。

有人认为，中药煎剂应空腹喝，并且每次都应该喝 200 毫升以上。其实不然。服中药煎剂应讲求科学，有下面几条基本原则与方法：

1. 治疗头面部、心肺、口腔、咽喉部疾病的药，中医认为，上焦的病宜饭后服用，如咳嗽感冒的中药就要饭后服。肝肾及下焦的病及下半身疾病，应饭前空腹服药。中焦脾胃病饭前半小时或饭后半小时均可服药。补益药多宜饭前空腹喝。泻药、消导药、祛邪药多宜饭后服用。病表浅者饭后服，病深沉者饭前服。

2. 病急重者，每次服药量要大，一剂药汁可一次性服完。病不急则可分二至三次服用。咽喉、口腔疾病、外感咳嗽及接纳药物胃部不适或呕吐者，则宜频频饮服。服药多少，还要根据患者的承受力而定。有的人一次喝多了，导致胃胀不适甚至呕吐。

3. 一般情况下，药汁宜温热服下。感冒发汗药宜热服。呕吐、呃逆及气上逆之症多宜冷服。有时为防止服药时不适，温热药可冷服，寒凉药可热服。

（六）常用中药合理用

1. 人参的合理使用

人参是人们最常用的补品，因而错误使用人参、出现人参中毒的现象很常见。笔者每年至少要诊治 20 位以上人参中毒的病人。

从地域上讲，人参分为四种：西洋参、东洋参、高丽参、国产人参。人参的功效为补脾益肺、益气生津、大补元气、安神益智。其适应症为气虚所表现的倦怠、疲劳、四肢乏力、双眼睑下垂、颜面无华、舌胖大有齿印、脉弱无力。

凡是有以下情况者，禁服人参。

（1）食积、消化不良。

（2）胸闷、咳嗽、哮喘。

（3）腹部胀气。

（4）红眼病。

（5）风火牙痛。

（6）感冒、外感发热。

（7）肝阳上亢所致的高血压。

（8）血热引起的出血。

（9）气滞血瘀所致的头痛。

总之，凡是中医认为的实证，都不宜服用人参。错误使用人参后，常出现发热、胸闷腹胀、小便频数、大便困难、血压升高、脉压差增大、身痒、呕吐、心慌、失眠、面红口渴、烦躁等症，有人称之为"人参综合征"。解除人参中毒的方法是，使用破气行气的中药，如枳壳、厚朴、陈皮、青皮、莱菔子等。或服用白萝卜汤。

服用人参，不仅要讲究适应症，还应注意用量用法。要科学使用。人参每日用量一般为3~5克，最多不超过15克。可含服、煎服，或加入其他中药中配方用。人参不宜长期使用，一般情况下，使用 3~10 天后，应停用 10~30 天方可再服。

2. 误食阿胶能闭经

作者在临床过程中，观察到数十例中青年女性，因使用阿胶不当而导致闭经。阿胶有滋补人体阴血的功能，同时具有止血作用。是血虚及出血性病症的常用药物。但是使用不当，常常出现病症，尤其是女性患者。女以阴血为本，男以阳气为本。因此，现在许多女士喜欢自购或到医院购阿胶或阿胶制品，服后结果有不少人出现闭经。这是因为，凡是女性辨证有严重的血瘀证者，使用阿胶则可出现闭经。女性血瘀证的主要表现月经中有瘀块、痛经、腰部或腹刺痛、舌上有瘀斑。

2012 年，某医生给某医院工作的一名 30 岁女护士，使用了大量阿胶，结果导致闭经一年，经常头晕，腰痛腹胀。西医使用激素疗法，未能奏效，

后特至我院，要求治疗，诊查后认为是血瘀证，服
活血化瘀中药20余剂，月经才得以恢复正常。

凡是气滞血瘀、食积等实证者，无论男女老幼，均不宜
使用阿胶。

3. 使用红枣当注意气滞

红枣在医学上的功用，主要是补脾益气，养心安神，调
和诸药。在日常生活中，它又是常用的食品。古人养生修
仙，红枣也是常用的食用品。现代科学研究表明，大枣有中
枢抑制、护肝、增强肌力、增强免疫功能、抗氧化及延缓衰
老、抗肿瘤等作用。红枣亦食亦药。只有正确食用，才能对
人有益。但是，若使用不当，则出现病症。因此，很多人泡
枣茶或当食物食用，或加入米中做成枣粥、枣饭。实际上很
多人是不能多食枣的，或者完全不能食的。凡湿盛、痰凝、
食滞、虫积及齿病者，都宜慎用或禁用。这些病常表现为痰
涎壅盛、胸腹胃胀、牙痛等症状。

笔者曾遇到一位中年女性，天天泡枣茶，服用
两个月后，经常腹胀不适、矢气多，后用理气导滞
药，症状才得以消除。

4. 合理用好薏米

薏米是一味中药。具有健脾、补肺、祛湿、清热之功

效。用于治疗泄泻、湿痹、筋脉拘挛、屈伸不利、水肿、脚气、肺痈、肠痈、淋浊、白带等。除了这些功效外，薏米还是一种常用的保健食品。因此，很多人将薏米煮粥，经常食用或者在大米中加入薏米煮成粥食用。《西游记》第一回提到了薏米羹，对人的保健作用。尽管如此，薏米粥有不少人不能食用或只能少食。便秘、便结的人，是不宜服用薏米的，服用后是会加重便结的。阴寒内盛所致的病症，不宜服薏米。阳气大虚的人不宜用。

> 有位女士，40 岁。听别人介绍常食薏米能美容。她天天服食，两个月后则经常排便困难。找到笔者，处以滋阴润燥通便之药，才得以消除症状。

5. 腹胀腹痛忌山药

山药既是一味补益身体的中药，又是一味较好的食物。中医认为，它能健脾益气，平补肝肾，性平不温不寒，常用于健脾补肾方中。也常常单独食用。日常饮食中，亦是常用之品，或炒，或炖。《西游记》第一回写到了煨山药对人的益处。但是腹胀、腹痛、食积、气血阻滞者，则忌用该药。用之症状加重。

> 曾逢一腹胀痛难忍、呕吐、吐血患者，仔细询问得知，患者原来经常腹胀时痛，吃了一碗山药炖猪肉汤后，即见此状。本来脾胃气滞，吃腻滞之山药则使症状加剧。

6. 腹泻便溏莫用枸杞

枸杞子有滋补肝肾、润肺之功效。性味甘、平、偏凉，为常用的滋补药。它能治肝肾亏虚、头晕目眩、视物不清、腰膝酸软、遗精、虚劳咳嗽等。因此，现在人们常把它作为保健品使用。煲汤中、粥中、茶中，常常使用枸杞子作原料。枸杞子本身气味纯正，加入肉中或米中、或茶中，既能使食物香甜可口，又能起到保健作用。所以，枸杞子在日常饮食中常被人们食用，但其有壅滞脾胃作用。脾胃有滞或脾阳不足而致的便溏、腹泻，食枸杞子则会加重症状。湿热引起的面部红疹、痤疮，用枸杞子能助湿，可使症状加重。

7. 贵药冬虫夏草

冬虫夏草是一味好药。它好在哪里呢？第一，它的生长习性、形态、环境让人称奇。第二，与很多常用中药比较，它的自然和人工生产量都是比较少的，物以稀为贵。第三，它对人体确有较好的滋补作用。基于这三点，药商及与之有关联的多方，包括医院、药厂、药材市场，甚至研究机构，在市场经济的作用下，对它进行了不断炒作，使之价格贵于黄金。这其中，有两个因素起着重要作用：一是群体意识。二是炒作。虽然虫草对人有较好的作用，但并不是人们炒作的那样神奇。其性味甘温，入肺、肾二经。主要功能为补肺固表，补肾益精，用于治疗肺虚气喘、咳嗽、痰中带血、自汗盗汗、肾亏阳痿、遗精、腰膝酸痛。现在常用于慢性肝炎、高血压、慢性肾衰、变态反应性鼻炎等，亦作为增强体质的药物。现代研究认为，其有调节免疫、调节心血管系统功能、抗癌，对肝肾、肺功能具有良好的影响，还能调节内分泌功能。有一定的抗疲劳、延缓衰老的作用。尽管如此，其实际疗效并不十分显著。古今名家医家的医案，用虫草的较少。曾有人对笔者讲，他在一年内吃过500克虫草，才能感到虫草有一些作用。其实，与虫草功效类似的药不少。其效果并不一定差。因此，不要过分迷信它。凡是实邪为病者，如疮疡、感冒、积滞等不宜使用虫草。2008年，有位五旬妇女，一个月内吃了100克虫草，结果出现小腹胀，医治两年而未愈。

8. 吃燕窝应该注意的问题

燕窝为雨燕科金丝燕属动物金丝燕的唾液与绒羽等混合凝结后筑成的巢窝。它的主要作用是，养阴润肺，益气补中，化痰止咳。主治久病虚损、肺痨咳嗽、痰喘、咯血、久痢久疟、噎嗝反胃、体弱遗精、小便频数。使用时应注意三点：一是应用绢包煎或蒸。这样能避免其中对人体不利的杂质，进入口中，造成咽痒、呕吐等症。二是应辨识真伪。现在市场伪品很多。简易的鉴别方法：取少量燕窝，置于酒精灯上灼烧，微有迸裂声，后融化起泡，无臭，无烟，灰烬呈灰白色。如不是这种情况，可考虑是伪劣品。三是食积、痰湿停滞、感冒等病，不宜服用。

9. 合理饮用苦丁茶

苦丁茶，为植物枸骨、大叶冬青、苦丁茶冬青的嫩叶。又称茶丁、富丁、皋卢茶，药性甘、苦、寒，归肝肺胃经。主要功用：疏风清热、明目生津。主治风热头痛、齿痛、目赤、口疮、聍耳、热病烦渴、泄泻、痢疾等。

（1）治疗口腔炎：苦丁茶叶 30 克水煎咽下。

（2）治烫伤：苦丁茶适量，水煎外洗，并用叶研粉，菜油调涂。

（3）治外伤出血：鲜苦丁茶捣烂绞汁搽涂，或干叶研末，麻油调搽。

现代医学研究证明，苦丁茶有抗菌消炎作用。因此，可以治疗痢疾、肠炎、咽炎等疾病。它还能增强心脏冠脉血流量、降低血脂、减肥等。因此，现在高脂血症、高血压、冠心病、肥胖症者，有许多人经常服用苦丁茶，把它既作为治疗药，又作为保健品。常常每天以 15 克左右的苦丁茶开水泡服。

实际情况是，很多人是不宜喝苦丁茶的。即使能喝苦丁茶的人，也不宜长期服用。凡是中医认为阳气不足、恶风怕冷、手足冷、胃寒、脾虚食欲不振、阴虚较严重的肺结核、阳虚水肿、痰湿内盛的肺气肿等病症，都不宜服用。气虚引起的少气乏力、疲乏的人，也不宜服用。它比较适宜于目赤、口干口疮、肝阳上亢的高血压、高血脂及湿热型体质的人，即使这些人也不宜长期服用。

2008 年，笔者曾遇到一位男性病人，50 岁。因高血压，每天服用苦丁茶半年，后总感觉疲劳，纳食不振，夜间腹胀。这是因为伤脾阳所致。最后以温阳健脾散寒的方药治疗一个月，才基本康复。

10. 食用花粉与花粉过敏

花粉，是种子植物特有的结构，是其花粉粒的总称。单株花粉粒，是孢子植物的小孢子。成熟花粉粒，是孢子植物的雄孢子体。

植物花粉可分为两大类。一类叫风媒花粉。另一类是虫媒花粉，蜂花粉即此类。前者是无糖、无味、无香气，依赖风力为媒介传播授粉。后者含糖、味甜、气香、色泽艳丽，故引来虫类为媒介传播授粉。

蜂花粉，是工蜂采集的花粉。我们平时所用来保健养生的花粉，即蜂花粉。它是能食用的，而且对人体的健康，有良好的作用。其中有松花粉、百花粉、玉米花粉、菜花粉、荷花花粉、槐花粉、山楂花粉、益母草花粉等等。

目前市场上出售的食用花粉，绝大多数产品来源于蜂花粉。蜂花粉，一般不会引起过敏反应。从目前研究分析，蜂花粉中尚未发现致敏原，能引起过敏的多是风媒花粉。如北京的蒿、南方的木麻黄的花粉中，均会有致敏物质。花粉过敏主要是有花粉刺激人体引起的变态反应。它有明显的地区性和季节性。它主要影响呼吸道和眼部，表现为鼻炎、哮喘或眼结膜炎。目前，西医治疗方法主要为抗细胞治疗。严重者，可使用抗生素和皮质激素。中药治疗及调治体质，才是此类病的根本治疗方法。

食用花粉对人体有良好的作用。其作用主要有哪些呢?

(1) 增强人体综合免疫能力。

(2) 有抗衰老美容作用。

(3) 防治心脑血管疾病,软化血管,降低血脂。

(4) 能调节神经系统功能,增进睡眠。

(5) 防治前列腺癌变,是前列腺炎的克星。

(6) 能治疗肥胖症。

(7) 能调节胃肠功能,防便秘。

(8) 能保肝护肝。

(9) 对贫血、糖尿病、记忆力功能减退、性功能减退、更年期疾病,均有良好的辅助治疗效果。服用时,多与蜂蜜或白糖混合后,以温开水冲服。

要特别注意的是,中草药中的"花粉"指"天花粉",是植物瓜蒌的根,与蜂花粉是两种决然不同的物品。天花粉,有止渴生津的作用。

11. "止血散血定痛"用三七

明朝小说《金瓶梅》中,有关于三七治疗妇女崩漏的描写。同时代问世的《本草纲目》中,首先记载了三七这味中药,至今已 400 多年了。三七越来越被人们视为最常用的有效药物。现在,随着我国人们生活水平日益提高,人们的饮食结构发生了巨大的改变。心脑血管疾病,已成为危害人们最大的疾病。我国人们常用三七作为冠心病、高血压、脑梗、脑出血的治疗和预防药物。

2016年，有位中年男士，患有高血压病已3年。使用西药治疗，血压常不稳定。笔者根据其所表现的症状：颈肩时僵痛，口唇暗红。建议他服用三七，每日口服三七粉3克。连服3个月后，其在没服用西药的情况下，血压保持在正常范围，至今近两年血压仍比较正常。

2015年，笔者诊治了一位老年妇女，因跌伤引起全身酸痛，服用了不少中西药，效果不明显，给她处以三七粉，每日3克，连服一周后，身痛明显减轻。服用一个月，身痛基本缓解。

三七，性味甘、温、微苦，归肝、胃、心、大肠经。李时珍说其功效是"止血、散血、定痛""金刃箭伤、跌仆杖疮，出血不止者，嚼烂涂，或为末掺之，其血即止，亦主吐血、衄血、下血、血痢、崩中、经水不止、产后恶血不下、血运、血痛、赤目、痈肿、虎咬蛇伤诸毒"。这里指出了三七既能内服，又能外敷外用，并且治疗范围广泛。其主要作用就是止血散瘀，消肿定痛。

三七除了用于中草药组成中药方剂外，现在单独服用三七粉已比较流行。主要用于心脑血管病的治疗和预防。三七粉服用量每日一般为3~6克。外用则适量。三七片的主要成分是三七粉。其功效就是三七的功效。

三七虽然使用范围广泛，但有些人是不宜使用的。三七性温，阴虚内热、热邪明显者，血虚、血热者不宜使用。三七有较好的活血作用。妇女月经期及孕妇一般不宜使用。服用后产生不良反应者，不宜使用。服用三七常出现的不良反应，通常是呃逆、嗳气、呕吐、胃脘不适等。

12. 壮阳益精选鹿茸

鹿茸，为鹿属鹿科动物梅花鹿、马鹿等的雄性鹿密生茸毛尚未骨化的幼角。梅花鹿，为国家一级保护动物。马鹿，为国家二类保护动物。鹿，具植物性食性，能采食上百种植物的枝叶、果实、树皮和杂草。食性广泛，对酸、甜、苦味的食物，均可采食。因此，鹿作为食物或药物，是营养丰富、功效显著的。

鹿茸，性味甘、咸、温。《神农本草经》指出："主漏下，恶血，寒热，惊痫，益气，强志生齿，不老。"它的主要功效是，壮肾阳，益精血，强筋骨，托疮毒。治疗肾阳虚衰、阳痿滑精、宫冷不孕、虚劳羸瘦、神疲恶寒、眩晕、耳鸣耳聋、腰背酸痛、筋骨痿软、小儿五迟、女子崩漏带下、阴疽等。

鹿茸，内服常用量为1~6克。服用方法主要是，研末冲服，或入丸药，或浸酒服。有的人，用鹿茸加入草药中水煎服。这种服法效果较差。作为保健药，每日不超过3克。

　　曾有一位中年男性，半年间，经常饮用鹿茸酒，结果导致患上高血压病。这是长期饮用导致肝肾阴伤、肝阳上亢所致。某一家庭，有一次，以鹿茸炖猪肉，全家人吃肉喝汤，结果家庭成员，五人中有三人出鼻血。这是因为鹿茸壮阳导致血热妄行所引起的。

阴虚阳亢、血分有热、胃火旺盛者，或肺有痰热者，或食积消化不良者，均宜禁服鹿茸。

《普济方》中，用鹿茸酒（鹿茸、山药、白酒），治疗男性阳事不举，面色不旺，小便频数，饮食不思。笔者常将右归丸中的鹿角胶，改为鹿茸。并根据症状加减，治疗阳痿，收到较好效果。《杨氏家藏方》中，将鹿茸、附子、沉香、麝香、肉苁蓉制成丸药，用于治疗气虚、阳虚、体弱的患者。服用此药，有助老扶弱、强身健体的作用，对于小儿发育不良及老人身体虚弱，有较好的帮助。鹿角胶、鹿角霜的功用，与鹿茸类似。但是，补阳益肾作用，不及鹿茸。

13. 合理饮用菊花茶

菊花茶，是人们常用的饮品。既可自己饮用，又可作为招待客人的饮料。因为菊花产地不同，故有不同之称。亳菊，产于安徽亳县、涡阳及河南商丘等地。滁菊，产于安徽滁县。贡菊，产于安徽歙县、浙江德清。杭菊，产于浙江嘉兴、桐乡、吴兴、宁海。笔者家乡麻城的福田河白菊，简称"福白菊"，是中国地理标志产品。因此，家乡很多人饮菊花茶。

菊花是常用的中药，如治疗感冒的桑菊饮，治疗头痛的菊花茶调散，治疗视物昏花的杞菊地黄丸等。菊花都是其中的主要药物。菊花，性味甘、苦、微寒，归肺、肝经。主要功能是疏风、清热、平肝明目、解毒消肿，能治疗风热感冒、目赤肿痛、视物模糊、疔毒肿毒等。现在有人用菊花治疗高血压、冠心病等。笔者经常使用菊花治疗头痛、眼雾等症。高血压病，属肝肾阴虚型，并有眼雾者，使用杞菊地黄丸，大多能收到较好效果。

曾有人喝菊花茶导致胃痛。这是因为，胃寒者是不宜饮菊花茶的。阳虚寒盛的恶寒身倦、喜热饮者，喝菊花茶则可使症状加重。痰浊壅盛、胸闷咳喘、痰白清稀者、胃脘胀满、呃逆、呕吐者，均不宜饮用菊花茶。

菊花是秋天九月开放的。"独开众卉已凋时"，又称为九花。我国有的地方风俗在重阳节要赏菊、饮菊花酒、登高。这是放松心情，活动身体，饮用保健饮品的行为方式。

14. 灵芝仙草不神奇

过去民间文学作品里，都将灵芝称为具有神奇作用的仙草。言在危急时刻，能救人性命，起死回生。这有些神化灵芝的作用。《神农本草经》所论述的红芝、紫芝，就是现在人们所指的灵芝。颜色红的灵芝，称为红芝。深红带紫的灵芝，称为紫芝。《神农本草经》中指出："赤芝，味苦平，主胸中结，益心气，补中，增智慧不忘，久食轻身不老，延年神仙。""紫芝，味甘温，主耳聋，利关节，保神益精，坚筋骨，好颜色，久服轻身不老延年。"意思是说，灵芝能益心气，治疗心胸部不适。能补益中焦脾胃，能增益智慧，治疗健忘，耳聋。能通利关节，能保养神气，安神定志，强筋健骨。还能驻颜美容。长期服用，能健身延年益寿。将其功效可归纳为益气强身，养心安神。主要治疗虚劳羸弱、食欲不振、心悸、失眠、头晕、神疲乏力、久咳久喘等。

灵芝现在多用于治疗冠心病、高血压、高脂血症、矽肺、肿瘤放疗化疗后体虚、神经衰弱、慢性肝炎、慢性肾盂肾炎、支气管炎哮喘等。还可治疗毒蕈中毒（鹅膏毒蕈），还能用于肿瘤的辅助治疗。通常服药是配入中药治疗处方中煎服，或单独煎水服。一般用量，多为 10~15 克。或者研磨成粉末冲服，每次 3~6 克，亦可浸酒服用。

因为灵芝用途广泛，并有一定的效果，因此，服用灵芝或灵芝粉的人很多。市场上还有许多含有灵芝的保健品。

笔者对服用灵芝有一定的体会。灵芝药效，并不神奇。其补气作用，比参芪等药，要弱很多。多不用于急性病的治疗，只在毒蕈中毒时可急用。灵芝，对于治疗失眠，有较好的效果。其强身作用，需要长时间小剂量服用，才会获得一定效果。对于外感发热及食积等实证，一般不宜使用。

选择的灵芝要保证质量，避免服用劣伪和不卫生的灵芝及其制品。服用灵芝不适者，应停用。

六、论医家著述

（一）朝圣路上

2013 年 5 月上旬（农历癸巳年三月下旬），我们一行六人（夏春明、韩进林、李江峰、周子娄、汪芳记、陈威）怀着虔诚崇敬的心情，以学习探研中医先祖圣贤们的生平业绩、人格风范和学术思想为目的，自麻城出发，踏上了朝圣之路。

我们乘车，首先来到了医圣故乡——南阳。走近医圣祠，见祠门上方的横额上，有郭沫若题写的"医圣祠"三个金色大字。进入大门，正面照壁上刻写着由近代著名中医学家黄竹斋所写的《张仲景传》。传中记述了张仲景的生平业绩。张仲景所写的《伤寒杂病论》，奠定了中医学辨证论治诊疗体系的基础，为祖国医学体系的形成与发展，做出了杰出的贡献。传尾写了《伤寒杂病论》得益于王叔和的整理及推广，才得以流传于世。传的两侧，是由中医学家任应秋所写的对联：阴阳有三，辨病还需辨证；医相无二，活国在于活人。良医与良相，在本质上都是一样的，都是治理人的，都是以济世为目的的。六经辨证是仲景学说的主线，即三阴三阳：太阴、少阴、厥阴；太阳、少阳、阳明，故称阴阳有三。张仲景之前，辨证论治体系没有形成，仲景则创立了辨证论治体系。照壁的反面，刻写着张仲景的《伤寒杂病论·序》。序中写道："感往昔之沦丧，伤横夭之莫救，乃勤求古训，博采众方，撰用《素问》《九卷》《八十一难》《阴阳大论》《胎胪药录》，并平脉辨证，为《伤寒杂病论》合十六卷，虽未能尽愈诸病，庶可以见病知源。"张仲景有感于当时瘟疫流行、死人无数，有感于许多患者得不到合理的救治而失去生命，于是勤奋研究、求取前人的遗训，广泛采集众多的医术医方，选用《素问》《九卷》《八十一难》《阴阳大论》《胎胪药录》等书，作为重要依据，并结合他自己的临床诊治体会，写成了《伤寒杂病论》合十六卷。序的两侧，是近代著名中医临床学家岳美中写的对联：法崇仲景思常沛；医学长沙自有真。遵从张仲景的思辨方法和诊治疾病的法则，我们诊治疾病的思想，就会深刻丰富。学习张仲景的学说，我们才能不断地探研与掌握医学中的真谛。

祠之园中央，矗立着高约6米的医圣雕像，双侧竖立着岐伯、医和、扁鹊、华佗、王叔和、皇甫谧、葛洪、孙思邈、李时珍等医学家的雕像。

张仲景之所以被称为"医圣"，是因为他是旷古以来奠定中医辨证论治体系的第一人，创立了中医理法方药完整的治疗格局。他确定了六经辨证和八纲辨证的基本原则，制订了中医学的基本治疗方法，创制了300多首方剂，成为后世医家用方的典范。仲景之方被称为"群方之祖""经方"，沿用至今不衰，仍是临床行之有效的方剂。并且后世的许多方剂，都是在经方的基础上制订的，如六味地黄丸、左归丸、右归丸、济生肾气丸，都是在金匮肾气丸的基础上变化而来的。

岐伯，相传是远古最著名的医生，是黄帝的医学顾问，相传《黄帝内经》就是岐伯的医学著作。《黄帝内经》奠定了中医学的基础理论。《黄帝内经》中记述的很多医学理论，都是他向黄帝阐述的。

医和为春秋时名医。他善能辨别生死及疾病深浅，因此而名闻天下。

扁鹊是比医和稍晚的春秋时名医。司马迁在《史记》中记述扁鹊时写道："扁鹊名闻天下。过邯郸，闻贵妇人，即为带下医。过雒阳，闻周人爱老人，即为耳目痹医。来入咸阳，闻秦人爱小儿，即为小儿医：随俗为变。"这说明扁鹊不但治病效果好，而且治疗范围广。司马迁在此还提出了"六不治"，即"骄恣不论于理，一不治也；轻身重财，二不治也；衣食不能适，三不治也；阴阳并、脏气不定，四不治也；形赢不能服药，五不治也；信巫不信医，六不治也"。骄横放纵、不讲道理的人，过度重视钱财、轻视身体生命、不自爱的人，衣食习惯不利于身体健康又不改变的人，患有阴阳气血错乱、脏气散漫不定的绝症病人，形体过于虚弱以致药物不能进入身体的人，迷信巫术、不相信医学的人，这样六种人是难以治疗的。

华佗是与张仲景同时代的名医。他擅长内外妇儿针灸，尤其擅长外科，曾用"麻沸散"施剖腹术，为我国外科学的鼻祖。他根据"户枢不朽"的道理，创立了"五禽戏"，用以养生保健。至今流传民间的"五禽戏"，仍是锻炼身体的常用方法。华佗因为不愿侍候权贵而被曹操所害。

王叔和为魏晋时期的著名医学家。他整理了《伤寒杂病论》。这才使仲景学说得以流传于世。并且他还集魏晋以前脉学成就，结合自己的临床经验，写出了首部全面系统论述脉诊的著作《脉经》，将寸口诊脉规范化、标准化。这使寸口诊脉，得以推广与普及。

皇甫谧是与王叔和几乎同时代的医家。他集晋以前针灸经络研究的成就，写成我国第一部针灸学专著《针灸甲乙经》，奠定了针灸经络学的基本体系。

葛洪是东晋时的医学家、道家。他著有《肘后方》《抱朴子》《神仙传》等著作，在医学史上有杰出贡献。他还具有丰富的炼丹经验，可谓是中国古代化学的先驱之一。葛洪对养生有深刻的研究，提出了养生应当"除六害"，即"薄名利，禁声色，廉货财，损滋味，除佞妄，去沮嫉"。这对现在的养生保健，仍具有十分重要的意义。淡泊名利，对声色的欲望加以限制，对钱财不要过分追求，不能过食肥甘厚味，消除狡诈妄想，去掉沮丧嫉妒的心态。这些对于养生，无疑都是很重要的。

孙思邈是跨隋唐两朝的著名医学家和道士，被人称为"药王"。他著有《千金要方》和《千金翼方》。对药物研究、疾病诊治及养生保健等诸多方面，都有杰出贡献。他总结了唐以前的医学成就，并将《伤寒杂病论》的许多内容，载于其著作中，继王叔和之后第二次对《伤寒杂病论》进行了重要传承。

李时珍是明朝著名的医学家、药物学家和博物学家。他所著《本草纲目》，总结了明以前药学及医学成就，载药1892种。其中新药374种，收集药方11096个。他还是生物分类的先驱。达尔文在《动物和植物在家养下的变异》一书中，引用了《本草纲目》中关于鸡的七个品种的资料。达尔文称《本草纲目》是"中国古代的百科全书"。

张仲景雕像后方是仲景墓。西侧的长廊中，刻有古今100多位名医画像。后方最深处是祠的正殿。殿中有张仲景、王叔和和孙思邈的三尊镀金塑像。西侧的经方斋前，有仲景学说传承的重要图文。王叔和是仲景学说第一次重要的整理传承人，孙思邈是第二次重要的传承人。

因为王叔和对中医学的巨大贡献，也因为他晚年生活在我们湖北麻城，所以，这次朝拜过医圣祠后，我们就前往与王叔和生平有关的山西高平和山东邹城考察。

我们首先来到高平市中医院。该院给我们提供了一套高平县志。其上有关于王叔和的记述："王叔和，名熙，山西高平人，葬于麻城。"还记载有"王叔和药碾在王寺村"。当地人普遍认为，王寺村就是王叔和的出生地，也是他曾经制药治病的地方。王寺村坐落于韩王山下。山上有一方形巨石，高约一丈余。石内被挖空为一个1米见方的方形石洞。洞门朝南，东侧还有一小洞门。洞顶有一圆形图案。这体现了中国文化中天圆地方的观念。洞内可坐一人。相传这是王叔和制药之处。在村里，我们还看到了现已残破的药碾。

在东汉时期，中医制药方法已经比较完备，能制成丹、丸、散、汤、酒等多种剂型。遥想王叔和，一是可能在这石洞里制药，二是这石洞是一处安静场所，能避免世事烦杂，让人心情宁静。可在此打坐，修炼养生。当时中医制药，多在山中。主要是可吸收天地灵气。祖国医学开始多使用自然之物作为药物治病，为了增强疗效和使用方便，形成了许多制药方法。当时炼丹还比较盛行。人们希望通过服食丹药，达到健康长寿的目的。宋代林亿在校订《脉经》时，引用唐代甘伯宗《名医录》的记载，称王叔和"洞识修养之道"。王叔和制药、炼丹与修炼本性，通过这些古迹得到了体现。

进入山东邹城市中医院，可见到一尊王叔和雕像，矗立在医院门前的庭园中。该医院 1986 年至 2003 年，名为"王叔和医院"。当地人一般认为，邹城郭里镇独山，是王叔和的出生地。《郭里镇志》上记载："王叔和，山东邹城人。"在郭里中学门前文化广场的石碑上，刻写着 20 多位郭里镇的古今名人。王叔和就列于其中。不论王叔和是否出生于邹城，他在山东邹城都有着深远的影响。

（二）王叔和印象

1978 年至 1982 年，笔者在湖北中医药大学（原湖北中医学院）学习期间，王叔和的名字，不断地出现在课本和老师的讲演中。中医基础理论、中医史、中医诊断学、脉诊等，都能接触到王叔和。毕业后从事中医临床工作，诊脉是诊治病人过程中必需的环节。脉诊是深奥的，正如王叔和所说："在心易了，指下难明。"掌握高深的诊脉技术不易，通过 30 多年的临床实践，笔者才对诊脉稍有心得。尽管如此，对王叔和的生平经历却了解甚少。对王叔和的学术思想，也缺乏深刻的认识。2011 年 4 月的一天，麻城卫生局通知笔者去开会。会议内容尚不知晓，至会议地点麻城市中医院，才知会议内容是纪念王叔和诞辰 1790 年。这时才获悉，这位伟大的医学家，晚年生活在麻城，死后葬于麻城白果镇药王冲。如此的机缘，使自己产生了急于了解研究王叔和生平及学术思想的欲望。于是，2011 年至 2012 年，笔者多次到药王冲药王墓拜祭王叔和，并对药王墓、药王庙及其历史情况进行了考察，寻访了有关人员，查阅了相关资料，仔细认真阅读了《脉经》这部脉学经典著作。2012 年 5 至 6 月间，在黄冈市中医药学会会长夏春明、《本草》杂志社常务副主编韩进林的关心支持帮助下，我们利用《本草》杂志的平台，编辑了《王叔和专辑》，成立了麻城王叔和研究会。这就为研究王叔和提供了一个理论大平台。《麻城县志》(1983 年版) 载："晋名医王叔和墓，位于县南三十余里的青龙区。王系本邑人，为一代医宗，著有《脉经》行世。"麻城市白果镇西南五六里，有一四面环山的地方，叫药王冲。冲的南边山岗后，有一座庙宇，叫"药王庙"。庙西后约半华里处，有一隆起的土丘。土丘东侧有一面向东北方向的古冢。这就是"药王坟"或叫"药王墓"。这就是王叔和的墓地。原来这里叫老爷山。人们是为纪念王叔和而更名为药王冲的。今天生活在这里的王姓村民，大多是王叔和的后裔。这里的王氏家谱，称王叔和为其"远祖"。经过 1700 多年的沧桑，今天的药王坟，仍然保存基本完好。只是原来的墓碑、药王庙，在"文革"中被破坏。现在的药王庙、墓碑，是当地民众自发按原来的模样重新建造的。千余年来，人们祭拜药王是希望能获得健康。现在每年来到药王墓前朝拜祈福的人，仍然络绎不绝。除了麻城本地群众外，还有许多人，是来自新洲、黄州、武汉、罗田、浠水、红安、团风等地的。药王墓前，有两副对联：

起死回生天医大圣；劈脑拯疾华祖真人。

药用君臣称妙手；功疗龙虎号药王。

这表达了人们对王叔和的崇拜与赞颂。药王墓正后方土丘中，不断地生长出金黄色、光亮如萝卜籽大小的珍珠样颗粒。当地老百姓经常捡出此物，以水煎服。据说可以治伤风感冒、头痛、身体不适，能增强体质。并认为此物，为此处所独有。究竟是什么药物，到目前为止，尚无人知晓。但无论怎样，此物有三种可能：一是对人体无害。二是对人体有一定的心理暗示作用。三是对人体有一定的治疗保健作用。

王叔和，名熙，201 年生于山西高平（一说山东邹城）。唐代甘伯宗在他的《名医传》中载其："性度沉静，尤好著述，究研方脉，精意诊处，洞识修养之道，深晓疗病之说。"220 年，曹操死后，曹丕称帝，建立魏国，王叔和因高超的医术与声誉被任命为"太医令"，后又被敕赐"药王"称号。古时医术高超的医生必深明药理。当时医药尚未分开，人们把具有高超医术、高尚医德的人尊称为"药王"。在任太医令期间，王叔和整理了张仲景的《伤寒杂病论》。这对中医学的传承，起着十分重要的作用。与王叔和同时代的医学家皇甫谧，在他的《针灸甲乙经》中说："近代太医令王叔和撰次仲景遗论甚精，指事施用。"

265 年，司马氏废曹魏建立晋朝前后，新兴的司马氏需要得到人们的支持，采取了排除异己的手段，以期名正言顺地废魏。受封建忠君思想的影响，许多人视司马炎废曹魏为叛逆之举，对待司马氏的态度，常常是决定命运的重大问题，尤其是曹魏时期的朝廷官员及名士，稍不小心便有性命之忧。当时的名士嵇康，就是因为不满司马氏的态度而丧命的。王叔和也可能在这种背景下，离开洛阳来到麻城。麻城相对晋辖地是边远之地。处长江之北。南临东吴（当时晋尚未灭吴）这样就远离了政治旋涡，加之麻城地理环境及气候，宜于避难与居住。这是王叔和选择麻城居住的重要原因。在麻城期间，王叔和诊治了大量的病人。并且潜心于医学的研究，写出伟大的著作《脉经》。至今麻城民间，仍然流传不少有关王叔和治病的传说。

（三）《伤寒杂病论》的问世

《伤寒杂病论》的问世，标志着中医学体系的形成，对它的传承就是对中医学的传承。由于当时战乱与瘟疫，故其原本，早已散失不全。220～256 年间，王叔和对《伤寒杂病论》进行了第一次收集、整理和修订。从魏晋至唐期间，该书在社会上很少流传。唐代孙思邈在《千金要方》中说："江南诸师秘仲景要方。"直到他晚年才获得较为完整的《伤寒论》（原书的一部分），并将其收入《千金翼方》中。隋代巢元方的《诸病源候论》、唐代王焘的《外台秘要》，也收录部分仲景遗文，但均不完整。1057 年，北宋政府设立校正医书局（以林亿、高保衡等为主），在校勘张仲景医书时，将《伤寒杂病论》中的伤寒部分，整理成《伤寒论》十卷。当时，翰林学士王洙在翰林院所存残旧书籍中，得到了《金匮玉函要略方》。其为《伤寒杂病论》的节略本，上卷讲伤寒病，中卷论杂病，下卷记载方剂及妇科的理论和处方。林亿因为已整理有较完整的《伤寒论》单行本，故将上卷删去，将中、下两卷整理成书，定名为《金匮要略方论》。这就是后世流行的《金匮要略》。至此，《伤寒杂病论》正式分为两书，在国内广为流传。这是第三次重要的整理。在三次重要整理中，王叔和的整理最为重要。没有王叔和的撰次，仲景学说很难流传于世。因此，金代成无己在《注解伤寒论》中说："仲景学说千有余年不坠于地者，又得王氏阐明之力也。"王叔和的整理，首先是因为他独具慧眼，对《伤寒杂病论》有深刻的认识。认识到了该书的巨大价值。如果没有这种认识，他就不会去收集整理。二是当时战争连年不断，瘟疫猖獗，民不聊生，《伤寒杂病论》原本散佚不全。王叔和必须克服很多困难，才能将原书较为完整地收集起来。三是收集后进行科学整理，使后人易于学习理解。王叔和的整理，应该是成功的，故皇甫谧言其"撰次仲景遗论甚精"。当时的整理依靠人工手抄。四是只有较好地保存才会流传于世。虽然魏晋时造纸术早已产生，但纸作为文字（书）的载体这种应用很少。文字主要见于竹简形式，而竹简的保存较纸的保存更为困难。王叔和利用当时太医令这种身份的政治资源，以国家的名义进行保存。这比在民间保存可靠得多。这也是《伤寒杂病论》能保存下来的重要原因。就此而言，王叔和对中医学做出了杰出贡献。

　　《伤寒杂病论》是一部奇书。注解阐述《伤寒论》与《金匮要略》的医家，达数百家之多。解释研究的书籍及文章多如牛毛。《伤寒论》共 10 卷 22 篇。第一篇辨脉法。第二篇平脉法。第三篇伤寒例，大多数医家考证认为，其为王叔和"采集诸书，附以己意"所作。第四篇痉湿暍病，则重出于《金匮要略》。最后八篇，汗吐下诸可与不可及汗吐下后诸证治，乃"叔和重集篇末，比之经中仓卒易检易见也"（《伤寒论辑义》，引明代黄氏《伤寒类证辨惑》）。因为这八篇与《脉经》内容基本吻合。1956 年，重庆市中医学会新辑宋本《伤寒论》，便只取六经病、霍乱病及阴阳易差后劳复病部分，共 10 篇 397 条 112 方。亦有将论中 351 条与 352 条合为一条的，总数为 397 条，以符合林亿"三百九十七法"之说。现在一般将新辑宋本《伤寒论》，称为节本或洁本《伤寒论》。原湖北中医学院贺有琰教授，在《伤寒论纵横》一书中写道："从一定意义上讲，《伤寒论》的每一条原文，从宏观上看是一条抽象的法则，但从微观上看又是一个具体的典型病案。"

根据外感热病的特点，《伤寒论》创立了完整的六经辨证体系。这仍是我们现在临床常用的辨证方法。张仲景详细地论述了太阳、阳明、少阳、太阴、少阴、厥阴的证治，揭示了疾病由阴转阳、由阳转阴、由表转里、由里出表、由轻至重、由重转轻、寒化、热化等疾病的变化规律。

《金匮要略》是《伤寒杂病论》中的杂病部分。全书 25 篇。第一篇《脏腑经络先后病篇》相当于全书的总论。第二篇至第十七篇，属内科范围的疾病。第十八篇《疮痈、肠痈、浸淫病篇》属于外科。第十九篇《跌蹶手指臂肿转筋阴狐疝蛔虫病篇》，将不便归类的几种病患合为一起。第二十至二十二篇，专论妇产科疾病。最后三篇为杂疗方和食物禁忌。以整体观念为指导，以脏腑经络学说为理论依据，认为疾病症候的产生，都是整体功能失调，即脏腑经络气血病理变化的结果。提出根据脏腑经络病机结合八纲进行病与证相结合的辨证方法，就是脏腑经络气血辨证与八纲辨证的方法。这是《金匮要略》的主要精神。

仲景学说的核心就是辨证论治。他将中医学的基本理论、治疗法则与具体治法、方药有机地联系起来。辨证方法是由外而内的方法，就是根据外在的脉象与症状来辨别内在的发病机理（证）。论治，就是根据"证"来确定治法与方药及其他治疗。如根据口苦、咽干、目眩、寒热往来、胸胁苦满、默默不欲饮食、心烦喜呕、脉弦的外在症状与脉象，辨为少阳证。根据此证确定和解少阳的治法，方用小柴胡汤。

《伤寒论》112方，用药97味。《金匮要略》载方204首，用药146味。张仲景的书称为"方书之祖"。其方被称为"经方"。这是因为有以下四点基本原因。

一者，其方体现了治疗八法。汗、吐、下、和、温、清、消、补，在临床上奠定了方以法立、法以方显的理论。

二者，组方精简，配伍严谨。经过亿万人次的实践证明，疗效显著可靠。孙思邈在《千金要方》中说："以为其方行之以来，未有不验。"

三者，方证结合紧密，确能解决"证"的要求，成为"有证必有方"的治疗体系。

四者，组方不拘一格，随证处施，不偏于一家之见。既有常法，又有变法，为后世历代医家所效法。如桂枝汤原方"桂枝三两、芍药三两、甘草二两、生姜三两、大枣十二枚"，用于治疗太阳中风：发热、恶风、汗出、头痛、脉缓，又可治疗"病常自汗出者"。芍药加至六两则为桂枝加芍药汤，用以治疗太阴脾虚所至的腹满时痛、大便结者。桂枝汤中桂枝再加二两，则为桂枝加桂汤，用以治疗阳虚寒气上逆、气从少腹上冲心者。从桂枝汤的灵活使用，就能见到仲景制方之妙。

（四）《脉经》的诞生

　　哲学家培根曾说"世间有两大裹尸布，地震与洪水"。实际上另外两块更大的裹尸布，是战争与瘟疫。东汉末年至西晋约 200 年间战争连年不断，瘟疫流行猖獗，全国人口剧减，有的地方死亡人数达 90% 以上。曹操《蒿里行》诗中写道："白骨露于野，千里无鸡鸣，生民百余一，念之断人肠。"张仲景在《伤寒杂病论·自序》中说"余宗族素多，向余二百，建安纪年（196）以来，犹未十稔，其死亡三分有二，伤寒十居其七。"曹植《说疫气》记载："建安二十一年（217）疠气流行，家家有僵尸之痛，室室有号泣之哀。"可见当时死亡人数之多、死亡比例之大。战争造成的死亡人数更多，经常出现屠城的状况。《三国志》中记述了曹操屠徐州的情景。《后汉书》记载："凡杀男女数万人，鸡犬无余，泗水为之不流。"有关资料记载 156 年全国人口统计为 5007 万，265 年全国人口总计为 767 万。在 100 年间人口不但没有增长，相反还减少了 80%。

　　频繁的战争造就了许多杰出的军事家，如曹操、周瑜、诸葛亮、司马懿、陆逊等。同时，因为战争与瘟疫，也造就了许多杰出的医学家，如张仲景、华佗、王叔和、皇甫谧、葛洪等。中医学的完整体系正是在东汉末年至晋朝这段时期形成的。张仲景在《黄帝内经》的基础上创立了中医学的两大基本思想体系之一——辨证论治的思想体系。华佗开创了中医外科治病的方法与体系，并对治疗其他杂病及导引养生方法进行了实践与总结。皇甫谧总结了晋以前经络穴位针灸的成就，奠定了中医经络针灸学的基本体系。王叔和除了传承整理《伤寒杂病论》外，还总结了魏晋以前的脉学成就，著成《脉经》，推广普及了寸口诊脉的方法，创立了完整的诊脉学体系。

如同许多历史人物的形成一样，王叔和及《脉经》也是顺应时代而生。"感往昔之沦丧，伤横夭之莫救"。王叔和具有悲天悯人的情怀和济世救人的伟大志向，并且勤奋好学，勤求古训，博采众方。虽然身处乱世，仍然不断地通过医疗活动，实现自己济世的理想。在隐居麻城期间，仍然努力治病救人，完成了《脉经》这部伟大的医学著作，以期造福于后人。当时的社会背景，对医疗水平及医学理论提出了更高的新要求。急需医疗水平的提高与新医学理论的指导。这是《脉经》产生的社会基础。当时《黄帝内经》《难经》及《神农本草经》已经产生，加之刚刚又出现了像张仲景、华佗这样的大医学家，并有《伤寒杂病论》这样划时代的著作。这为《脉经》的产生奠定了科学基础。从这个意义上说，《脉经》是魏晋时历史发展的必然产物。

（五）《脉经》的贡献

宋代林亿在整理《脉经》所写序言中说："观其书，若网在纲，有条而不紊，使人占外以知内，视死而别生，为至详悉，咸可按用。"

《脉经》是我国第一部脉学经典著作。它的价值是巨大的。因而，在中华医学史上的贡献是杰出的。全书共 10 卷 97 篇。其内容及学术思想，主要为以下四个方面。

（1）建立了完整的脉学体系

① 从遍诊法至三部诊法至寸口诊法。

《素问·第二十篇·三部九候论》中提出了"遍诊法"的基本内容。所谓"三部"即上部为头部，中部为手部，下部为足部，对应着天、人、地。这三部又各自分为三候，故此称为"三部九候"，或称三部诊法。实际是九个部位的诊脉。

头部：

上：两额动脉（太阳穴），以候头角之气。

中：耳前动脉（耳门穴），以候耳目之气。

下：两颊动脉（巨髎穴——眼球直下与鼻翼水平处），以候口齿之气。

手部：

上：手太阴（寸口部），以候肺。

中：手少阴（神门穴），以候心。

下：手阳明（合谷穴），以候胸中之气。

足部：

上：足厥阴（五里穴或太冲穴。五里穴：曲骨穴旁开 2 寸，直下 3 寸；太冲穴：第 1、2 跖骨底之间凹陷中），以候肝。

中：足太阴（箕门穴：血海上 6 寸，或冲阳穴：内庭上 5 寸），以候脾胃。

下：足少阴（太溪穴），以候肾。

以上则是遍诊法的基本内容。

三部诊法首先见于《伤寒杂病论》，即：

三部：上：人迎（颈侧动脉），以候胃气。

中：寸口（桡骨动脉），以候十二经。

下：趺阳（足背动脉），以候胃气。

寸口诊法，就是我们现在所应用的诊脉方法，寸关尺以候五脏六腑之状。《黄帝内经》提出的三部九候的遍诊法比较复杂，也不便于医患之间的诊断操作，医生学习掌握起来比较困难。但是《素问·脉要精微论》中提出了寸口诊脉的雏形。《难经》明确提出了独取寸口的诊法，并且指出具体部位。在第二难中指出"尺寸者，脉之大要会也，从关至尺是尺内，阴之所治也；从关至鱼际是寸内，阳之所治也。故分寸为尺，分尺为寸，故阴得尺内一寸，阳得寸口九分"。指出尺寸起止长一寸九分（同身寸），意思是关前取九分，关后尺部一寸。《脉经》卷一中则进一步论述了《难经》中寸口的部位，将关明确为高骨，《脉经》卷一中说："从鱼际至高骨，却行一寸，其中名曰寸口，从寸至尺，名曰尺泽，故曰尺寸。寸后尺前曰关，阳出阴入，以关为界。""尺寸始终一寸九分。"这传承了《难经》的思想，现在诊脉还是沿用这一确定部位。

② 脏腑分候定位

首先指出寸口诊脉分候脏腑的是《素问·脉要精微论》中指出："尺内两傍则季肋也，尺外以候肾，尺内以候腹中，附上左外以候肝，内以候膈，右外以候胃，内以候脾，附上右外以候肺，内以候胸中，左外以候心，内以候膻中。"这里的外指浮取，内指沉取，意思是双手尺部双侧，以候季肋之气。双手尺部浮取，以候肾的状态，沉取反映腹中；左侧关脉浮取以候肝的状态（这与现在的诊脉基本一致），沉取以候膈，右关脉浮取候胃，沉取候脾（与现在基本一致）；右寸脉浮取以候肺（与现在一致），沉取以候胸中，左寸浮取以候心，沉取以候膻中。这是中医寸口诊脉脏腑分候定位最原始的基础，但它对部位没有准确的描述。《难经》和《脉经》的寸口诊脉分候脏腑就是在此基础上发展起来的。《难经》第十八难，就是根据五行相生来确定脏腑分候的。左手寸心小肠属火，关肝胆属木，尺肾膀胱属水；右手寸肺大肠属金，关脾胃属土，尺心包络三焦属火，即：左尺水生关木生寸火，进而生右尺火生关土生寸金。《脉经》卷一第七中指出了脏腑分候定位是：左手寸——心小肠，关——肝胆，尺——肾膀胱；右手寸——肺大肠，关——脾胃，尺——肾命门。后世的李濒湖、张景岳的脉诊都与《脉经》大同小异。《脉经》与现在的分候定位主要区别在大小肠与命门，并无实质上的区别。现在教科书上的定位标准为：左寸——心与膻中，右寸——肺与胸中；左关——肝胆与膈，右关——脾胃；左尺——肾与小腹，右尺——肾与小腹。

③ 24 种脉象的指下标准

《脉经》开篇便描述了 24 种脉象的指下标准。这是诊脉的奠基性论述。《黄帝内经》《难经》和《伤寒杂病论》都没有对脉象的指下标准进行论述，也从未进行归纳总结，唯有王叔和作了这一开创性工作。这 24 种脉象为：浮、芤、洪、滑、数、促、弦、紧、沉、伏、革、实、微、涩、细、软、弱、虚、散、缓、迟、结、代、动。这是诊脉的基础。《脉经》还提出了浮与芤、弦与紧、滑与数、革与实、沉与伏、微与涩、软与弱、缓与迟的鉴别。现在有的中医教科书写 21 种脉象，就是少了革脉与散脉，并将结脉与代脉合成一种脉进行论述。有的中医诊断学上列举 28 种脉，是在《脉经》24 种脉象的基础上加了长、短、牢、疾 4 种脉象。实际上长脉是实脉之盛，短脉是微、虚脉的综合，牢脉是实与沉的综合，疾脉是数脉的一种过度表现。因此 24 种脉仍是当今诊脉的基础。

④ 脉象的临床意义

《脉经》中用了大量的篇幅，论述各种脉象所反映的临床意义。主要体现在卷二、三、四、六、十中。如卷二中写道"寸口脉涩是胃气不足""寸口脉濡阳气弱""关脉实，胃中痛""尺脉紧，脐下痛"。卷四中写道"迟则为寒，涩则少血，缓则为虚""弦数多热，弦迟多寒""迟而缓者有寒""浮而滑者，宿食"。通过对脉的指下标准、诊脉的具体部位、脉的脏腑分候定位、24 种脉象和脉象之间的鉴别及脉所反映的临床意义这一系列的论述，建立了完整的脉学体系。从这点看，王叔和实为"诊脉之祖"。

（2）传承发扬了《伤寒杂病论》的学术思想

《脉经》在卷七、八、九中转录了《伤寒杂病论》的大部分内容。这对学习研究《伤寒论》《金匮要略》有重要的借鉴作用。卷七主要是《伤寒论》的内容，从不可发汗、可发汗、汗后变证、可吐、不可吐、可下不可下、汗吐下后变证、可温、不可灸、可灸、不可刺、可刺、不可水、可水、不可火、可火及生死证治等方面，分散地转录了《伤寒论》中六经病证治法的大部分内容，还加了不少证治的论述。卷八、卷九中基本上转录了《金匮要略》的大部分原文。在转录中，王叔和还加入了自己的论述，并有举例。卷九第七中有举例写道："有一妇人病，饮食如故，烦热不得卧，而反倚息者，何也？师曰：得病转胞，不得溺也，何以故？师曰：此人故肌盛，头举身满，今反羸瘦，头举中空感，胞系了戾，故致此病，但利小便则愈，宜服肾气丸，以中有茯苓故也。"

另外，在卷二中有很多内容发扬了《伤寒杂病论》辨证论治的思想，如"寸口脉浮，中风，发热头痛，宜服桂枝汤、葛根汤。针刺风池、风府，向火灸身，摩治风膏覆令汗出"，这实际上是一种综合的治疗方法。

（3）总结魏晋以前的医学成就

《脉经》中保存了一些秦汉时期医学文献的内容。这对于我们学习《黄帝内经》《难经》很有帮助。《脉经》对魏晋以前的名医经验进行了总结。王叔和在《脉经·序》中写道："今撰集岐伯以来，逮于华佗，经论要诀，合为十卷。百病根源，各以类例相从，声色征候，靡不该备。其王、阮、傅、戴、吴、葛、吕、张，所传异同，咸悉载录。"这里明确说明《脉经》收录了岐伯至华佗这期间的许多医学理论，还收集了当时比较有名的王、阮、傅、戴、吴、葛、吕、张诸氏名医的经验。卷五中载述了仲景、华佗、扁鹊的诊脉法。

（4）对针灸经络理论作出了贡献

《脉经》卷二、卷三中，完整地论述了脏腑20个俞募穴的部位、主治及针灸方法，是针灸学中俞募穴理论最早的文献记载。至今募俞穴理论对学习研究针灸经络学说及指导临床仍有重要的价值。如针刺肝的募穴期门，对治疗肝之疾患有很好的疗效。肝胆湿热型的黄疸肝炎，针刺此穴，有较好的退黄作用。按压胃之俞穴，能较好地缓解胃痛症状。灸肺俞穴能治慢性咳喘症。"俞穴"是脏腑经气输注于背腰部的腧穴。"募穴"是脏腑经气汇集于胸腹部的腧穴，如同房屋的前面与后窗一样，直接与脏腑相通。王叔和在《脉经》中，还阐述了多种方法综合治病的思想，如卷二中记述"寸口脉芤、吐血、微芤者、衄血，空虚去血故也，宜黄土汤，灸膻中""寸口脉微、苦寒为衄，宜服五味子汤，摩茱萸膏，令汗出""尺脉迟、下焦有寒，宜服桂枝丸，针气海、关元，补之"。这种临床综合治疗疾病的方法，是行之有效的，对指导临床有重要价值。

明代医学家方有执，与明末清初医学家喻嘉言，他们在研究《伤寒杂病论》与王叔和时认为，应该分清"孰为仲景言，孰为叔和语"。认为王叔和的撰次导致了《伤寒杂病论》中鱼目混珠。在撰次的书中妄自加入自己的思想观点，埋没了仲景的原意，歪曲了仲景学说。这两位医学家的这种说法，实属偏激之言。但从另一角度可以看出，王叔和与张仲景的学术思想是一脉相承、不可分割的。《伤寒论》与《金匮要略》中可以见到王叔和的影子。《脉经》中更能见到张仲景的学说。

王叔和具有济世的慈悲情怀，恰遇战争不断、瘟疫流行的魏晋时代。这种环境激发了他潜心研究医学方术的愿望，进而转化为实际行动，以实现他济世救人的理想。其性度沉静，勤奋好学，博学多闻。他在《脉经·序》中写道："夫医药为用，性命所系。和鹊至妙，犹或加思；仲景明审，亦候形证；一毫有疑，则考校以求验。"其意是在医学上，就是最高明的医生都应严谨认真。当时的现状促使王叔和撰写了《脉经》。他说："遗文远旨，代寡能用。旧经秘述，奥而不售。遂令末学，昧于原本。互兹偏见，各逞己能。致微疴成膏肓之变，滞固绝振起之望。"前人留下的很多医学理论，历代很少人能够加以利用，一些经典及深刻的论述，深奥而不易被人接受，后来学医的人，不了解医学的基本原理，导致小病变成大病，顽固的病失去了治愈康复的希望。从此可以看出，当时医疗水平很低，急待提高。故此《脉经》应运而生。《脉经》这部经典著作，在中医史上具有划时代的意义。

"精意诊处"，是指其善能诊治疾病。"指事施用"，辨证论治水平较高，被当时社会所认同。王叔和胸怀广阔，独具慧眼，是第一个深刻认识《伤寒杂病论》巨大价值的医学家，并对其进行了比较科学的整理，故皇甫谧给予高度评价："撰次仲景，遗论甚精。"这使《伤寒杂病论》得以流传于世，站在巨人肩上，自己就成为巨人。他完成了收集、整理、传播仲景学说这一历史使命。王叔和与张仲景如同儒家文化中的孟子与孔子一样。王叔和不但学习、传承、发扬了仲景学说，同时也成就了他自己的辉煌人生。

后　记

　　本书是笔者 30 余年临证经验及学术思想的反映和总结。书中收录了治疗癌症和脾胃病的精选医案，以及经方临床应用和医圣张仲景、脉祖王叔和著述，较为详尽地论述了中医理、法、方、药各个环节，体现了中医辨证论治的基本思想。

　　治病，尤其是治癌应讲求一定的策略和方法。医生诊疗疾病应遵循一定的基本原则。选医、选药应掌握一些基本方法，保健养生应讲求科学合理。书中对这些内容，进行了较为详细的论述，体现了笔者独特的视角与思考。孟子说："医者，乃仁术也。"医者应有悲天悯人的情怀，以治病救人、帮助他人为己任。普及医疗保健知识，提供合理健身方法，是医生义不容辞的责任，也是作者撰写此书的初衷。笔者希望通过本书，能对医生诊治疾病、病人选医选药、健身者养生保健有所帮助。

　　2012 年黄冈市中医药学会会长、《本草》杂志社社长夏春明先生，建议笔者将 30 余年的临床经验加以总结，整理成册，贡献社会。这正符合作者的意愿，于是便开始了本书的编写整理工作。至今，此书一直得到夏先生的鼓励、关注与帮助。

　　《本草》杂志常务副主编韩进林、麻城市中医药学会会长李江峰、麻城市王叔和研究会副会长汪芳记三位同仁多次相聚，对本书的框架设计、文字与语句校对修改、全书内容的整理审定，乃至最后的定稿都做了大量工作。黄冈职业技术学院医药学院教授、《东坡赤壁诗词》杂志主编南东求先生，对本书提出了宝贵的修改意见，并审订了书稿。承蒙湖北知名书法家南君求先生青睐，为本书题写书名。可以说，没有他们辛勤的付出，就不可能有本书的面世。

本书的文字打印、编排、电子稿的制作等都是由麻城市中医医院杨威先生承担。原《麻城报》主编戴喜旺先生对书稿提出了很多宝贵的修改意见。在本书整理过程中，武汉市养松绿科技有限公司负责人刘劲松先生给予了无私帮助。

本书在出版过程中得到了黄冈市中医院、黄冈市中医药学会、麻城市党外知识分子联谊会、麻城市卫计局、麻城市中医药学会、麻城市王叔和研究会、麻城市中医医院等机构的大力支持。以邓进飞先生为首的麻城市卫计局领导、以詹建平先生为首的麻城中医医院领导班子在本书的编写过程中给予了支持与帮助。

最要感谢的是笔者诊治过的病人，是他们体现了笔者作为一名医生的价值，也成就了本书中一些主要的基本思想。

本书是集体智慧的结晶，希望能为全民大健康工作做出贡献。